现代临床护理新进展

王　慧　尹　冰　张晓玲◎主　编

中国纺织出版社有限公司

内 容 提 要

本书主要介绍临床各科室常见病、多发病的护理，详细介绍了常见症状护理、消化内科疾病护理、心胸外科疾病护理、神经外科疾病护理、内分泌科疾病护理、泌尿科疾病护理、妇科疾病护理等。本书是近年来国内外护理学新技术、新成果和新进展的总结，对现代护理学的各系统常见疾病、多发疾病的概述、护理诊断、护理评估、护理措施均做了详细的阐述。本书重点突出，易于理解，注重科学性和实用性，贴近临床护理工作实际，不仅可以作为提高护理人员临床技能及专业素养的书籍，还可以作为从事专业临床护理教学和护理研究的工作用书。

图书在版编目（CIP）数据

现代临床护理新进展 / 王慧，尹冰，张晓玲主编
.-- 北京：中国纺织出版社有限公司，2023.9
ISBN 978-7-5229-1108-3

Ⅰ.①现… Ⅱ.①王… ②尹… ③张… Ⅲ.①护理学
Ⅳ.① R47

中国国家版本馆 CIP 数据核字（2023）第 191059 号

责任编辑：傅保娣　　责任校对：高　涵　　责任印制：王艳丽

中国纺织出版社有限公司出版发行
地址：北京市朝阳区百子湾东里 A407 号楼　邮政编码：100124
销售电话：010—67004422　传真：010—87155801
http://www.c-textilep.com
中国纺织出版社天猫旗舰店
官方微博 http://weibo.com/2119887771
三河市宏盛印务有限公司印刷　各地新华书店经销
2023 年 9 月第 1 版第 1 次印刷
开本：787×1092　1/16　印张：12.25
字数：255 千字　定价：88.00 元

主编简介

王　慧，本科，学士学位，毕业于潍坊医学院护理专业。山东中医药大学附属医院主管护师，2001年参加工作，先后工作于呼吸内科、手术室、供应室。手术室工作期间曾担任手术室护士长及手供党小组组长一职，带领团队多次荣获院内优秀党小组、危急重症抢救优秀团体奖及品管圈大赛二等奖。

尹　冰，本科，学士学位，毕业于潍坊医学院护理专业。2007年至今在山东中医药大学附属医院手术室工作。参与编著出版了《中西医结合临床护理》。

张晓玲，本科，学士学位，毕业于济宁医学院护理专业。2011年至今在山东中医药大学附属医院手术室工作。

编　委　会

前 言

FORWORDS

近年来，现代医疗水平的提高和诊疗技术不断更新带动了护理技术的提高，对护理人员的要求也越来越高。在这样的形势下，有必要对护理学相关基础理论与实践领域的新进展进行系统的归纳总结，以便提高护理专业人员的业务水平，更好地为患者服务。为此，我们组织编写了《现代临床护理新进展》。

本书以优质护理服务为原则，护理评估全面系统，病情观察内容细致，护理措施具体可行，健康教育实用性强。本书内容丰富，涵盖常见症状护理、消化内科疾病护理、心胸外科疾病护理、神经外科疾病护理、内分泌科疾病护理、泌尿科疾病护理、妇科疾病护理、血液科疾病护理的相关内容。

本书从临床疾病护理的角度出发，给临床护理人员提供了清晰明了的护理指导，使其能更好地掌握各科疾病的护理知识，提高专业技能，在理论知识与临床实践之间架设了一座桥梁。本书层次清楚，重点突出，集实用性、科学性、先进性和指导性为一体；力求将理论与临床实践相结合，为新形势下专科疾病的护理常规提供系统性的指导，是一本供广大临床护理人员使用的参考用书。

虽然编者已多次审核、反复校对，但书中难免有疏漏或错误之处，殷切希望使用本书的广大读者提出宝贵意见和建议，以便再版时进一步完善。

编 者

2023年7月

目 录
CONTENTS

第一章

常见症状护理

第一节 发热护理

发热（fever）是各种原因引起体温调节中枢功能紊乱，使机体产热增多，散热减少，体温升高超出正常范围的情况。发热可分为感染性发热和非感染性发热两大类。感染性发热较常见，由病原体引起；非感染性发热可由病原体之外的各种物质引起，目前越来越引起学者们的关注。

发热过程包括3个时期。①体温上升期：其特点是产热大于散热，主要表现为皮肤苍白，干燥无汗，疲乏无力，畏寒，甚至寒战。②高热持续期：其特点是产热和散热趋于平衡，主要表现为面色潮红、口唇干燥、皮肤灼热、全身不适等。③体温下降期：其特点是散热大于产热，体温恢复到正常水平，主要表现为大汗、皮肤潮湿等。

将发热患者在不同时间测得的体温数值分别记录在体温单上，再将各体温数值点连接起来成体温曲线，该曲线的不同形态称为热型（fever type）。某些发热性疾病具有独特的热型，细致观察有助于疾病诊断。常见热型及常见疾病对照见表1-1。

表 1-1　常见热型及常见疾病对照表

热型	发热特点	常见疾病
稽留热	体温持续在39~40℃达数日至数周，24h波动范围不超过1℃	大叶性肺炎、伤寒、斑疹伤寒、流行性脑脊髓膜炎
弛张热	体温在39℃以上，24h内体温差达1℃以上，体温最低时仍高于正常	败血症、风湿热、重症肺结核、化脓性炎症等
间歇热	体温骤然升高至39℃以上持续数小时或更长，然后下降至正常或正常以下，经过一个间歇，体温又升高，并反复发作，即高热期和无热期交替出现	疟疾、急性肾盂肾炎
回归热	体温急剧上升至39℃以上，持续数日后又骤然下降，但数日后又再出现	回归热、霍奇金病

续表

热型	发热特点	常见疾病
波状热	体温逐渐上升达39℃或以上,发热数日后逐渐下降,数日后又再发热	布鲁菌病
不规则热	发热无规律,且持续时间不定	结核病、支气管肺炎、流行性感冒、癌性发热

一、观察要点

首先,监测体温变化 一般每日测4次体温,高热时应4h测量1次,待体温恢复正常3d后,改为每日1次或2次。注意发热热型、程度及经过等。体温超过38.5℃,遵医嘱给予物理降温或药物降温,30~60min后复测体温,并做好记录和交班。

其次,注意水、电解质平衡。 了解血常规、血细胞比容、血清电解质等变化。在患者大量出汗、食欲不佳及呕吐时,密切观察有无脱水现象。

再次,观察末梢循环情况。高热而四肢末梢厥冷、发绀等提示病情加重。

最后,并发症观察。注意有无抽搐、休克等情况发生。

二、护理措施

(1)降温。可选用物理或化学降温方法。物理降温有局部和全身冷疗两种。局部冷疗采用冷毛巾、冰袋、化学制冷袋,通过传导方式散热;全身冷疗应用温水或乙醇擦浴达到降温目的。药物降温通过机体蒸发散热达到降温目的,使用时应注意药物剂量,尤其是年老体弱及有心血管疾病者应防止虚脱或休克现象的发生。

(2)休息与活动。休息可减少能量的消耗,有利于机体康复。高热患者需卧床休息,低热者可酌情减少活动,适当休息。有谵妄、意识障碍的患者应加床挡,防止坠床。保持室内温湿度适宜,空气新鲜,定时开窗通风。

(3)补充营养和水分。提供富含维生素、高热量、易消化的流食或半流食。鼓励患者多饮水,以每日3 000mL为宜,以补充高热消耗的大量水分,并促进毒素和代谢产物的排出。

(4)口腔和皮肤护理。每日进行口腔护理2~3次或晨起、进食前后漱口。注意皮肤清洁卫生;穿棉质内衣,保持干燥。对于长期高热者,应协助其改变体位,防止压疮、肺炎等并发症出现。

(5)用药护理。遵医嘱正确应用抗生素,保证按时、足量、现用现配。

（6）心理护理。注意患者心理变化，及时进行疏导，使其保持心情愉快，处于接受治疗护理最佳状态。

三、指导要点

（1）指导患者了解发热的处理方法，嘱患者忌自行使用退热药及抗炎药。

（2）指导患者注意休息，有利于机体康复。

（3）指导患者食用易消化、高碳水化合物的饮食，多饮水。

（4）保持口腔清洁；着宽松、棉质、透气的衣服，以利于排汗。

（5）指导患者积极配合治疗和护理。

第二节 呼吸困难护理

呼吸困难（dyspnea）是指患者主观感觉空气不足、呼吸不畅，客观表现为呼吸用力，严重时可出现张口呼吸、鼻翼扇动、端坐呼吸，甚至发绀，辅助呼吸肌参与呼吸运动，并且伴有呼吸频率、深度及节律异常。

一、分类

根据发生机制及临床特点，将呼吸困难归纳为以下5种类型。

（一）肺源性呼吸困难

主要是呼吸系统疾病引起的通气、换气功能障碍导致缺氧和（或）二氧化碳潴留。临床上分为3种类型。①吸气性呼吸困难：其特点是吸气时呼吸困难显著，重者出现胸骨上窝、锁骨上窝和肋间隙凹陷，即"三凹征"；常伴有干咳及高调哮鸣音，多见于喉水肿、气管异物、肿瘤或痉挛等引起上呼吸道机械性梗阻。②呼气性呼吸困难：其特点是呼吸费力，呼气时间延长，常常伴有哮鸣音，多见于支气管哮喘、慢性阻塞性肺疾病等。③混合性呼吸困难：吸气和呼气均感费力，呼吸频率增快，呼吸变浅，常伴有呼吸音减弱或消失，常由重症肺炎、大量胸腔积液和气胸所致。

（二）心源性呼吸困难

最常见的病因是左心衰竭，也见于右心衰竭、心包积液等。常见临床表现如下。①劳力性呼吸困难：常在体力活动时发生或加重，休息后缓解或消失，为左心衰竭最早出现症状。②夜间阵发性呼吸困难：患者在夜间已入睡后因突然胸闷、气急而憋醒，被迫坐起，呼吸深快。轻者数分钟后症状逐渐缓解，重者可伴有咳嗽、咳白色泡沫痰、气喘、发绀、肺部哮鸣音，称为心源性哮喘。③端坐呼吸：患者呼吸困难明显，不能平卧，而被迫采取高枕卧位、半卧位或坐位。

（三）中毒性呼吸困难

中毒性呼吸困难是指药物或化学物质抑制呼吸中枢引起的呼吸困难，如酸中毒时出现深而大的呼吸困难等。

（四）神经精神性呼吸困难

常引起呼吸变慢、变深，并伴有节律异常，如吸气突然终止、抽泣样呼吸等。神经精神性呼吸困难常见于癔症患者。

（五）血源性呼吸困难

重症贫血可因红细胞减少，血氧不足而引起气促，活动后加剧；大出血或休克时因缺血及血压下降，刺激呼吸中枢而引起呼吸困难。

二、观察要点

首先要动态观察患者呼吸情况和伴随症状判断呼吸困难类型。有条件者可监测血氧饱和度，动脉血气变化若血氧饱和度降低到94%以下或病情加重，应及时处理。密切观察呼吸困难改善情况如发绀是否减轻，听诊肺部湿啰音是否减少。

三、护理措施

（一）体位

患者采取身体前倾坐位或半卧位，可使用枕头、靠背架或床边桌等支撑物，以自觉舒适为原则。避免过厚盖被或穿紧身衣服而加重胸部压迫感。

（二）保持呼吸道通畅

指导并协助患者进行有效的咳嗽、咳痰；每1~2h协助翻身1次，并叩背使痰液排出；饮水、口服或雾化吸入祛痰药可湿化痰液，使痰液便于被咳出或吸出。

（三）氧疗和机械通气的护理

根据呼吸困难的类型、严重程度不同，进行合理氧疗和机械通气。监测和评价患者的反应，安全管理机械通气系统，预防并发症，满足患者的基本需要。

（四）休息与活动

选择安静舒适、温湿度适宜的环境，合理安排休息和活动量，调整日常生活方式。若病情许可，改变运动方式和有计划地增加运动量，如室内走动、室外散步、快走、慢跑、打太极拳等，逐步提高活动耐力和肺活量。

（五）呼吸训练

如指导患者做缓慢深呼吸、腹式呼吸、缩唇呼吸等，训练呼吸肌，延长呼气时间，使气体能完全呼出。

（六）心理护理

呼吸困难引起患者烦躁不安、恐惧，而这些不良情绪反应又可进一步加重病情。因而医护人员应评估患者的心理状况，安慰患者，使其保持情绪稳定，增强安全感。

四、指导要点

（1）指导患者采取舒适卧位，合理安排休息与活动。

（2）指导患者保持呼吸道通畅，合理氧疗和进行机械通气。

（3）指导患者做缓慢深呼吸、腹式呼吸、缩唇呼吸等。

（4）指导患者积极配合治疗和护理。

第三节 水肿护理

水肿（edema）是指液体在组织间隙过多积聚使组织肿胀，临床上最常见心源性水肿和肾源性水肿。心源性水肿最常见的病因是右心衰竭，特点是水肿首先出现在身体低垂部位，如卧床患者腰骶部、会阴或阴囊部，非卧床患者的足踝部、胫前。用指端压水肿部位，局部可出现凹陷，称为压陷性水肿。水肿重者可延及全身，出现胸腔积液、腹腔积液。肾源性水肿可分为两大类。①肾炎性水肿：从颜面部开始，重者波及全身、指压凹陷不明显。②肾病性水肿：一般较严重，多从下肢部位开始，常为全身性、体位性和凹陷性水肿，可无高血压及循环淤血的表现。

一、观察要点

（1）监测尿量。记录24h出入液量，若患者尿量<30mL/h，应立即报告医生。

（2）监测体重。于每日同一时间、着同一服装、用同一体重计，晨起排尿后，早餐前测量患者体重。

（3）观察水肿的消长情况以及胸腔积液、腹腔积液和心包积液。

（4）监测生命体征，尤其是血压。

（5）观察有无急性左心衰竭和高血压脑病的表现。

（6）密切监测实验室检测结果，如尿常规、肾小球滤过率、血尿素氮、血肌酐、血浆蛋白、血电解质等。

二、护理措施

（一）休息与体位

休息有利于增加肾血流量，提高肾小球滤过率，促进水钠排出，减轻水肿。下肢水肿明显者，卧床休息时可抬高下肢；轻度水肿者应限制活动，重度水肿者应卧床休息，伴胸腔积液或腹腔积液者宜采取半卧位；阴囊水肿者可用吊带托起。

（二）饮食护理

1.钠盐

限制钠盐摄入，每日摄入量以2~3g为宜。告知患者及其家属限制钠盐摄入的重要性以提高其依从性。限制含钠量高的食物如腌或熏制品等。注意患者口味，提高烹饪技术以促进食欲，如可适当使用醋、葱、蒜、香料、柠檬、酒等。

2.液体

液体摄入量视水肿程度及尿量而定。若24h尿量达1 000mL以上，一般不需严格限水，但不可过多饮水。若24h尿量小于500mL或有严重水肿者应严格限制水钠摄入，重者应量出为入，每日液体入量不应超过前一日（24h）尿量加上不显性失水量（约500mL）。液体入量包括饮水、饮食、服药、输液等各种形式或途径进入体内的水分。

3.蛋白质

低蛋白血症所致水肿者，若无氮质血症，可给予1.0g/（kg·d）的优质蛋白，优质蛋白是指富含必需氨基酸的动物蛋白如鸡蛋、鱼、牛奶等，但不宜高蛋白饮食，因为高蛋白饮食可致尿蛋白增加而加重病情。有氮质血症的水肿患者应限制蛋白质的摄入，一般给予0.6~0.8g/（kg·d）的优质蛋白。慢性肾衰竭患者需根据肾小球滤过率来调节蛋白质摄入量，肾小球滤过率<50mL/min时应限制蛋白摄入量。

4.热量

补充足够的热量以免引起负氮平衡，尤其低蛋白饮食的患者，每日摄入的热量不可低于126kJ/kg，即30kcal/kg。

5.维生素

注意补充机体所需的各种维生素。

（三）皮肤护理

严密观察水肿部位、肛周及受压处皮肤有无发红、水疱或破溃现象。保持床褥清洁、柔软、平整、干燥，严重水肿者使用气垫床。定时协助或指导患者变换体位，膝部及踝部等骨隆突处可垫软枕以减轻局部压力。使用便盆时动作应轻巧，勿强行推拉，防止擦伤皮肤。嘱患者穿柔软、宽松的衣服。用热水袋保暖时水温不宜过高，防止烫伤。心力衰竭患者常因呼吸困难而被迫采取半卧位或端坐位，其最易发生压疮的部位是骶尾部，应予以保护；保持会阴部清洁干燥，男患者可用托带支托阴囊部。

（四）用药护理

遵医嘱使用利尿剂，密切观察药物的疗效和不良反应。长期使用利尿剂应监测酸碱平衡和血清电解质情况，观察有无低钾血症、低钠血症、低氯性碱中毒。低钾血症通常表现为肌无力、腹胀、恶心、呕吐以及心律失常；低钠血症可出现无力、恶心，肌痛性痉挛、嗜睡和意识淡漠；低氯性碱中毒表现为呼吸浅慢、手足抽搐、肌痉挛、烦躁和谵妄。利尿剂应用过快过猛（如使用大剂量呋塞米）还可导致有效血容量不足，出现恶心、直立性眩晕、口干、心悸等症状。呋塞米等强效利尿剂具有耳毒性，可引起耳鸣、眩晕以及听力丧失，应避免与链霉素等具有相同不良反应的氨基糖苷类抗生素同时使用。

（五）心理护理

水肿可引发患者焦虑、恐惧等不良情绪反应，不利于疾病的康复。因此，医护人员应评估患者的心理状况，安慰患者，使其保持情绪稳定，增强安全感，树立战胜疾病的信心。

三、指导要点

（1）指导患者合理休息，定时更换体位，注意保护受压处。

（2）指导患者进低盐、富含优质蛋白和多种维生素、易消化的饮食。

（3）教会患者通过正确测量每天出入液量、体重等评估水肿变化。

（4）向患者详细介绍有关药物的名称、用法、剂量、作用和不良反应，并告知患者不可擅自加量、减药或停药，尤其是使用肾上腺糖皮质激素和环磷酰胺等免疫抑制剂时。

第四节　咯血护理

咯血（hemoptysis）是指喉及喉以下呼吸道任何部位出血经口排出者，分为大量咯血（>500mL/d或1次>300mL）、中等量咯血（100~500mL/d）、少量咯血（100mL/d）或痰中带血。咯血常见原因是肺结核、支气管扩张症、肺炎和肺癌等。

一、观察要点

（1）患者的生命体征、意识、尿量、皮肤及甲床色泽，及时发现休克征象。

（2）咯血颜色和量，并记录。

（3）止血药物的作用和不良反应。

（4）窒息的先兆症状如咯血停止、发绀、自感胸闷、心悸、大汗淋漓、喉痒有血腥味及精神高度紧张等情况。

二、护理措施

（一）休息

宜卧床休息，保持安静，避免不必要的交谈。静卧休息可使少量咯血自行停止。大量咯血患者应绝对卧床休息，减少翻身，协助患者取患侧卧位，头侧向一边，有利于健侧通气，对肺结核患者还可防止病灶扩散。

（二）心理护理

向患者做必要的解释，使其放松身心、配合治疗，鼓励患者将积血轻轻咯出。

（三）输液护理

确保静脉通路通畅，并正确计算输液速度。

（四）记录

准确记录出血量和每小时尿量。

（五）备齐急救药品及器械

如止血剂、强心剂、呼吸中枢兴奋剂等药物。此外，应配备开口器、压舌板、舌钳、氧气、电动吸引器等急救器械。

（六）药物应用

1.止血药物

注意观察用药不良反应。高血压、冠心病患者和孕妇禁用垂体后叶素。

2.镇静药

对烦躁不安者常用镇静药，如地西泮5～10mg肌内注射。禁用吗啡、哌替啶，以免抑制呼吸。

3.止咳药

大量咯血伴剧烈咳嗽时可少量应用止咳药。

（七）饮食

大量咯血者暂禁食，小量咯血者宜进少量凉或温的流质饮食，避免饮用浓茶、咖啡、酒精等刺激性饮料。多饮水及多食富含纤维素食物，以保持大便通畅。便秘时可应用缓泻剂以防用力排便诱发咯血。

（八）窒息的预防及抢救配合

（1）咯血时嘱患者不要屏气，否则易诱发喉头痉挛。如出血引流不畅形成血块，可造成呼吸道阻塞。应尽量将血轻轻咯出，以防窒息。

（2）准备好抢救用品如吸痰器、鼻导管、气管插管和气管切开包。

（3）一旦出现窒息，应立即开放气道，上开口器立即清除口腔、鼻腔内血凝块，用吸引器吸出呼吸道内的血液及分泌物。

（4）迅速抬高患者床尾，取头低足高位。

（5）如患者意识清醒，鼓励患者用力咳嗽，并用手轻拍患侧背部促使支气管内淤血排出；如患者意识不清，则应迅速将患者上半身垂于床边并一手托扶，另一手轻拍患侧背部。

（6）清除患者口腔、鼻腔内的淤血。用压舌板刺激其咽喉部，引起呕吐反射，使其能咯出阻塞咽喉部的血块，对牙关紧闭者用开口器及舌钳协助。

（7）如上述措施不能使血块排出，应立即用吸引器吸出淤血及血块，必要时立即行气管插管或气管镜直视下吸取血块。给予高浓度氧气吸入。做好气管插管或气管切开的准备与配合工作，以及时解除呼吸道阻塞。

三、指导要点

（1）嘱患者注意保暖，预防上呼吸道感染。

（2）嘱患者保持呼吸道通畅，注意引流与排痰。

（3）向患者讲解保持大便通畅的重要性。

（4）嘱患者不要过度劳累，避免剧烈咳嗽。

（5）嘱患者注意锻炼身体，增强抗病能力，避免剧烈运动。

第五节 恶心与呕吐护理

恶心（nausea）是一种可以引起呕吐冲动的胃内不适感，常为呕吐的前驱感觉，也可单独出现，主要表现为上腹部特殊不适感，常伴有头晕、流涎、脉搏缓慢、血压降低等迷走神经兴奋症状。呕吐（vomiting）是胃内容物返入食管，经口吐出的一种反射动作，分为恶心、干呕和呕吐3个阶段，也有呕吐可无恶心或干呕的先兆。呕吐可将胃内有害物质吐出，是机体的一种防御反射，具有一定保护作用。但大部分呕吐并非由此引起，且频繁而剧烈的呕吐可引起脱水、电解质紊乱等并发症。

一、分类

恶心与呕吐的病因很多，按发病机制可归纳如下。

1.反射性呕吐

（1）胃炎、消化性溃疡并发幽门梗阻、胃癌。

（2）肝脏、胆囊、胆管、胰、腹膜的急性炎症。

（3）胃肠功能紊乱引起的心理性呕吐。

2.中枢性呕吐

主要由中枢神经系统疾病引起，如颅内压升高、炎症、损伤等。

3.前庭障碍性呕吐

如迷路炎和梅尼埃病等。

二、观察要点

（1）呕吐的特点。观察并记录呕吐次数，呕吐物的性质、量、颜色和气味。

（2）定时监测生命体征、记录，直至稳定。血容量不足时可出现心率加快、呼吸急促、血压降低，特别是直立性低血压。持续性呕吐致大量胃液丢失而发生代谢性碱中毒时，患者呼吸变浅、变慢。

（3）注意水、电解质平衡。准确测量并记录每日的出入液量、尿比重、体重。观察患者有无失水征象，依失水程度不同，患者可出现软弱无力、口渴、皮肤黏膜干燥和弹性减低，尿量减少、尿比重升高，并可有烦躁、意识不清甚至昏迷等表现。

（4）监测各项化验指标。了解血常规、血细胞比容、血清电解质等变化。

三、护理措施

1.呕吐处理

遵医嘱使用止吐药及其他治疗，促使患者逐步恢复正常的体力和饮食。

2.补充水和电解质

口服补液时，应少量多次饮用，以免引起恶心、呕吐。若口服补液未能达到所需补液量，需静脉输液以恢复机体的体液平衡状态。剧烈呕吐不能进食或严重水电解质失衡时，则主要通过静脉补液给予纠正。

3.生活护理

协助患者进行日常活动。患者呕吐时应帮助其坐起或侧卧，使其头偏向一侧，以免误吸。吐毕漱口，更换污染衣物、被褥，开窗通风以去除异味。

4.安全护理

告知患者突然起身可能出现头晕、心悸等不适。

5.应用放松技术

常用深呼吸、交谈、听音乐、阅读等方法转移患者的注意力，以减少呕吐的发生。

6.心理护理

耐心解答患者及其家属提出的问题，消除其紧张情绪，特别是与精神因素有关的呕吐患者；消除紧张、焦虑会促进食欲和消化能力，增强对治疗的信心及保持稳定的情绪均有益于缓解症状。必要时使用镇静药。

四、指导要点

（1）指导患者呕吐时采取正确的体位。

（2）指导患者深呼吸，即用鼻吸气，然后张口慢慢呼气，反复进行。

（3）指导患者坐起时动作缓慢，以免发生直立性低血压。

（4）指导患者保持情绪平稳，积极配合治疗。

第六节　腹泻护理

腹泻（diarrhea）是指正常排便形态改变，频繁排出松散稀薄的粪便甚至水样便。腹泻的发病机制为肠蠕动亢进、肠分泌增多或吸收障碍，多由饮食不当或肠道疾病引起，其他原因有药物、全身性疾病、过敏和心理因素等。小肠病变引起的腹泻粪便呈糊状或水样，可含有未完全消化的食物成分；大量腹泻易导致脱水和电解质丢失；部分慢性腹泻患者可发生营养不良。大肠病变引起的腹泻粪便可含脓血、黏液，病变累及直肠时可出现里急后重。

一、观察要点

（1）观察排便情况及伴随症状。

（2）动态观察体液平衡状态：严密观察患者生命体征、意识、尿量的变化，有无口渴、口唇干燥、皮肤弹性下降、尿量减少、意识淡漠等脱水表现，有无肌无力、腹胀、肠鸣音减弱、心律失常等低钾血症的表现，监测生化指标的变化。

（3）观察肛周皮肤排便频繁时，观察肛周皮肤有无损伤、糜烂及感染。

（4）观察止泻药和解痉镇痛药的作用和不良反应。

二、护理措施

（1）休息与活动。急性起病、全身症状明显的患者应卧床休息，注意腹部保暖。

（2）用药护理。腹泻治疗以病因治疗为主，应用止泻药时应观察患者的排便情况，腹泻控制后应及时停药；应用解痉镇痛药如阿托品时，注意药物不良反应如口干、视物模糊、心动过速等。

（3）饮食护理。食少渣、易消化饮食，避免生冷、多纤维、刺激性食物。急性腹泻应根据病情，给予禁食、流质、半流质或软食的医嘱。

（4）肛周皮肤护理。排便后应用温水清洗肛周，保持清洁干燥，必要时涂无菌凡士林或抗生素软膏保护肛周皮肤，促进损伤处愈合。

（5）补充水分或电解质。及时遵医嘱给予液体、电解质和营养物质，以满足患者的生理需要量、补充额外丢失量，恢复和维持血容量。一般可经口服补液，严重腹泻、伴恶心与呕吐、禁食或全身症状显著者经静脉补充水分和电解质。注意输液速度的调节，老年人易因腹泻发生脱水，也易因输液速度过快引起循环衰竭，故老年患者尤其应及时补液并注意输液速度。

（6）心理护理。慢性腹泻治疗效果不明显时，患者往往对预后感到担忧，结肠镜等检查有一定痛苦，某些腹泻如肠易激惹综合征与精神因素有关，故应注意患者心理状况的评估和护理，鼓励患者配合检查和治疗，稳定患者情绪。

三、指导要点

（1）指导患者正确使用热水袋。
（2）指导患者进食少渣、易消化饮食。
（3）指导患者排便后正确护理肛周皮肤。
（4）指导患者积极配合治疗和护理过程。

第七节 疼痛护理

疼痛（pain）是一种复杂的主观感受，是近年来非常受重视的一个常见临床症状，又称第五生命体征。疼痛的原因包括温度刺激、化学刺激、物理损伤、病理改变和心理因素等。疼痛对全身产生影响，可致精神心理方面改变，如抑郁、焦虑、愤怒、恐惧；可致生理反应，如血压升高、心率增快、呼吸频率增快、神经内分泌及代谢反应、生化反应；可致行为反应，如语言反应、躯体反应等。

个体对疼痛的感受和耐受力存在很大差异，同样性质、强度的刺激可引起不同个体产生不同的疼痛反应。疼痛阈是指使个体所能感觉到疼痛的最小刺激强度。疼痛耐受力是指个体所能耐受的疼痛强度和持续时间。对疼痛的感受和耐受力受客观和主观因素的影响。其中客观因素包括个体的年龄、宗教信仰与文化、环境变化、社会支持、行为作用以及医源性因素；主观因素包括以往的疼痛经验、注意力、情绪及对疼痛的态度等。

一、观察要点

（1）注意观察患者疼痛时的生理、行为和情绪反应。

（2）疼痛的部位、发作的方式、程度、性质、伴随症状、开始时间及持续时间等。

（3）评估工具的使用，可根据患者的病情、年龄和认知水平选择相应的评估工具。

二、护理措施

（一）减少或消除引起疼痛的原因

若为外伤所致的疼痛，应酌情给予止血、包扎、固定、处理伤口等；胸、腹部手术后，患者会因咳嗽或呼吸引起伤口疼痛，术前应教会患者术后深呼吸和有效咳嗽的方法。

（二）合理运用缓解或解除疼痛的方法

1.药物镇痛

药物镇痛是治疗疼痛最基本、最常用的方法。镇痛药物种类很多，主要分为3种类型：①阿片类镇痛药，如吗啡、哌替啶、芬太尼等；②非阿片类镇痛药，如水杨酸类、苯胺类、非甾体抗炎药等；③其他辅助类药物，如激素、解痉药、维生素类药物等。镇痛药物给药途径以无创给药为主，可选择口服、经直肠给药、经皮肤给药、舌下含服给药法，也可采用肌内注射法、静脉给药法、皮下注射给药法，必要时可选择药物输注泵。

对于癌性疼痛的药物治疗，目前临床上普遍采用WHO所推荐的三阶梯镇痛疗法，逐渐升级，合理应用镇痛剂来缓解疼痛。三阶梯镇痛疗法的基本原则是口服给药、按时给药、按阶梯给药、个体化给药、密切观察药物不良反应及宣教。其内容如下。①第一阶梯：使用非阿片类镇痛药物，适用于轻度疼痛患者，主要给药途径是口服，常用的药物有阿司匹林、对乙酰氨基酚、布洛芬等。②第二阶梯：使用弱阿片类镇痛药物，适用于中度疼痛患者，常用的药物有可待因、右旋丙氧酚、曲马多等；除了可待因可以口服或肌内注射外，其他均为口服。③第三阶梯：使用强阿片类镇痛药物，主要用于重度和剧烈癌痛患者；常用药物有吗啡、美沙酮、氧吗啡等，加非阿片类镇痛药物，可酌情加用辅助药；给药途径上，吗啡和美沙酮均可以口服或肌内注射，氧吗啡采用口服给药。患者自控镇痛泵（patient control an-algesia，PCA）在患者疼痛时，通过由计算机控制的微量泵主动向体内注射设定剂量的药物，符合按需镇痛的原则，既减轻了患者的痛苦和心理负担，又减少了医务人员的操作。

2.物理镇痛

常应用冷、热疗法如冰袋、冷湿敷或热湿敷、温水浴、热水袋等。此外，理疗、按摩及推拿也是临床上常用的物理镇痛方法。高热、有出血倾向疾病、结核病和恶性肿瘤等患者慎用。

3.针灸镇痛

根据疼痛部位，针刺相应的穴位，使人体经脉疏通、气血调和，以达到镇痛的目的。

4.经皮神经电刺激疗法

经皮肤将特定的低频脉冲电流输入人体，可以产生无损伤性镇痛作用。

（三）恰当运用心理护理方法及疼痛心理疗法

心理护理方法包括减轻心理压力、转移注意力和放松练习。转移注意力和放松练习可减少患者对疼痛的感受强度，常用方法有参加活动、音乐疗法、有节律地按摩、深呼吸和想象。疼痛心理疗法是应用心理性的原则和方法，通过语言、表情、举止行为，并结合其他特殊的手段来改变患者不正确的认知活动、情绪障碍和异常行为的一种治疗方法。

（四）采取促进患者舒适的措施

提供良好采光和通风的房间、舒适整洁的床单位、适宜的温湿度等改善患者舒适度。

三、指导要点

（1）指导患者准确描述疼痛的性质、部位、持续时间、规律，并选择适合自身的疼痛评估工具。

（2）指导患者客观地向医务人员讲述疼痛的感受。

（3）指导患者正确使用镇痛药物，如用药的最佳时间、用药剂量等，避免药物成瘾。

（4）指导患者学会应对技巧以缓解疼痛。

第二章

消化内科疾病护理

第一节　胃炎

　　胃炎是指任何病因引起的胃黏膜炎症，常伴有上皮损伤和细胞再生。胃黏膜对损害的反应涉及上皮损伤、黏膜炎症和上皮细胞再生等过程。胃炎是最常见的消化道疾病之一。临床按发病的缓急和病程的长短，一般将胃炎分为急性胃炎和慢性胃炎。

一、急性胃炎

　　急性胃炎是由多种病因引起的急性胃黏膜炎症。临床上急性发病，常表现为上腹部症状。内镜检查可见胃黏膜充血、水肿、出血、糜烂（可伴有浅表溃疡）等一过性病变。病理组织学特征为胃黏膜固有层见到以中性粒细胞为主的炎症细胞浸润。

　　急性胃炎主要包括3类。①急性幽门螺杆菌感染引起的急性胃炎。但临床上很难诊断幽门螺杆菌感染引起的急性胃炎，因为一过性的上腹部症状多不为患者注意，也极少需要胃镜检查，加之可能多数患者症状很轻或无症状。感染幽门螺杆菌后，如不予治疗，幽门螺杆菌感染可长期存在并发展为慢性胃炎。②除幽门螺杆菌之外的病原体感染和（或）其毒素对胃黏膜损害引起的急性胃炎。进食被微生物和（或）其毒素污染的不洁食物所引起的急性胃肠炎，以肠道炎症为主。由于胃酸的强力抑菌作用，除幽门螺杆菌之外的细菌很难在胃内存活而感染胃黏膜，一般人很少患除幽门螺杆菌之外的感染性胃炎。但当机体免疫力下降时，可发生各种细菌、真菌、病毒引起的急性感染性胃炎。③急性糜烂出血性胃炎。本病是由各种病因引起的、以胃黏膜多发性糜烂为特征的急性胃黏膜病变，常伴有胃黏膜出血，可伴有一过性浅溃疡形成。因为本病胃黏膜炎症很轻或缺如，因此严格来说应称为急性糜烂出血性胃病。急性糜烂出血性胃炎临床常见，需要积极的治疗。

（一）病因与发病机制

1.药物

常见的有非甾体抗炎药（non-steroidal anti-inflammatory drug，NSAID）如阿司匹林、吲哚美辛等，某些抗肿瘤药如氟尿嘧啶、口服氯化钾或铁剂等。这些药物直接损伤胃黏膜上皮层。其中，NSAID还通过抑制环氧合酶的作用抑制胃黏膜生理性前列腺素的产生，削弱胃黏膜的屏障功能；氟尿嘧啶对快速分裂的细胞如胃肠道黏膜细胞产生明显的细胞毒作用。

2.急性应激

严重创伤、大手术、大面积烧伤、颅内病变、败血症及其他严重脏器病变或多器官功能衰竭等均可引起胃黏膜糜烂、出血，严重者发生急性溃疡并大量出血，如烧伤所致者称为柯林（Curling）溃疡，中枢神经系统病变所致者称为库欣（Cushing）溃疡；一般认为，急性应激引起的急性糜烂出血性胃炎机制是应激状态下胃黏膜微循环不能正常运行而造成黏膜缺血、缺氧，由此可导致胃黏膜黏液和碳酸氢盐分泌不足、局部前列腺素合成不足、上皮再生能力减弱等改变，使胃黏膜屏障受损。

3. 乙醇

乙醇具有亲脂性和溶脂能力，因而高浓度乙醇可直接破坏胃黏膜屏障。黏膜屏障的正常保护功能是维持胃腔与胃黏膜内氢离子高梯度状态的重要保证。当上述因素导致胃黏膜屏障破坏，则胃腔内氢离子便会反弥散进入胃黏膜内，从而进一步加重胃黏膜的损害，最终导致胃黏膜糜烂和出血。上述各种因素也能增加十二指肠液反流入胃腔，其中的胆汁和各种胰酶，参与了胃黏膜屏障的破坏。

（二）临床表现

1.症状

本病大多无症状，一部分仅有上腹不适、腹胀、食欲减退等症状。另一部分表现为突发的呕血和（或）黑便，是上消化道出血的常见病因之一。上消化道出血中10%~25%由急性糜烂出血性胃炎引起。

2.体征

急性糜烂出血性胃炎可有上腹部不同程度的压痛。大量出血可引起休克、贫血。

（三）护理

1.护理目标

去除病因，患者无腹痛、消化道出血。

2.护理措施

（1）一般护理。①休息与活动：患者应注意休息，减少活动，对急性应激造成者应卧床休息。同时应做好患者的心理疏导，解除其精神紧张。②合理饮食：进食应定时、有规律，一般进少渣、温凉半流质饮食。如有少量出血可给牛奶、米汤等流质食物以中和胃酸，有利于黏膜的修复。急性大出血或呕吐频繁时应禁食。

（2）治疗用药护理。指导患者正确使用阿司匹林、吲哚美辛等对胃黏膜有刺激的药物，必要时应用制酸剂、胃黏膜保护剂预防疾病的发生。大出血时立即建立静脉通道。配合医生迅速、准确地实施输血、输液、各种止血治疗及用药等抢救措施，并观察治疗效果及不良反应。输液开始宜快，必要时测定中心静脉压作为调整输液量和速度的依据。避免因输液、输血过多、过快而引起急性肺水肿，对老年患者和心肺功能不全者尤应注意。

（3）病情观察。观察患者呕血及黑便大致量，监测血压、脉搏、血红蛋白变化情况。观察原发病及其他病因的转归情况。

（4）心理护理。安慰解释，使患者消除焦虑和恐惧，积极配合治疗。

（5）健康指导。向患者及其家属介绍急性胃炎的有关知识、预防方法和自我护理措施。避免使用对胃黏膜有刺激的药物，必须使用时应同时服用制酸剂；嗜酒者应戒酒；对于急性应激状态患者，要注意保护胃黏膜治疗；注意饮食卫生，生活要有规律，保持轻松愉快的心情。

3.护理评价

患者无腹痛及呕血黑便；能戒除烟酒，饮食规律；能够了解急性应激及药物原因所致急性胃炎防治知识。

二、慢性胃炎

慢性胃炎是由各种病因引起的胃黏膜慢性炎症。以国际上新悉尼系统的分类方法，将慢性胃炎分为浅表性（又称非萎缩性）、萎缩性和特殊类型三大类。慢性浅表性胃炎是指不伴有胃黏膜萎缩性改变、胃黏膜层见以淋巴细胞和浆细胞为主的慢性炎症细胞浸润的慢性胃炎，幽门螺杆菌感染是此类慢性胃炎的主要病因。慢性萎缩性胃炎是指胃黏膜已发生了萎缩性改变的慢性胃炎，常伴有肠上皮化生。慢性萎缩性胃炎又可再分为多灶萎缩性胃炎和自身免疫性胃炎两大类。特殊类型胃炎种类很多，由不同病因所致，临床上较少见，如感染性胃炎、化学性胃炎等。

慢性胃炎是一种常见病，其发病率在各种胃病中居首位。男性稍多于女性。随年龄增长发病率逐渐增高。自身免疫性胃炎在我国仅有个案报道。由幽门螺杆菌引起的慢性胃炎呈世界范围分布，我国属于幽门螺杆菌高感染率国家，估计人群中幽门螺杆菌的感染率达40%～70%。幽门螺杆菌感染几乎无例外地引起胃黏膜炎症，且感染后机体一般难以将其清除而发展成慢性感染。

（一）病因与发病机制

1.幽门螺杆菌感染

目前认为幽门螺杆菌感染是慢性浅表性胃炎的最主要病因，其机制如下。

（1）幽门螺杆菌具有鞭毛结构，可在胃内黏液层中自由活动，并依靠其黏附素与胃黏膜上皮细胞紧密接触，直接侵袭胃黏膜。

（2）幽门螺杆菌所分泌的尿素酶，能分解尿素形成氨，中和胃酸，既形成了有利于幽门螺杆菌定居和繁殖的中性环境，又损伤了上皮细胞膜。

（3）幽门螺杆菌能产生细胞毒素使上皮细胞发生空泡变性，造成黏膜损害和炎症。

（4）幽门螺杆菌的菌体胞壁还可作为抗原诱导自身免疫反应。

2.饮食和环境因素

流行病学资料显示，饮食中高盐和缺乏新鲜蔬菜、水果与慢性胃炎的发生密切相关。幽门螺杆菌感染增加了胃黏膜对环境因素损害的易感性。

3. 自身免疫

自身免疫性胃炎以富含壁细胞的胃体黏膜萎缩为主。壁细胞损伤后能作为自身抗原刺激机体的免疫系统而产生相应的壁细胞抗体和内因子抗体，破坏壁细胞，使胃酸分泌减少乃至缺失，还可影响B族维生素吸收，导致恶性贫血。

4. 物理及化学因素

长期饮浓茶、烈酒、咖啡，食用过热、过冷、过于粗糙的食物，可损伤胃黏膜；服用大量非甾体抗炎药可破坏黏膜屏障；各种原因引起的十二指肠液反流，因其中的胆汁和胰液等会削弱胃黏膜的屏障功能，使其易受胃酸/胃蛋白酶的损害。

（二）临床表现

1.症状

慢性胃炎大多无症状，部分有上腹痛或不适、食欲不振、饱胀、嗳气、反酸、恶心和呕吐等消化不良的表现，少数有少量上消化道出血。一些患者可出现明显厌食、贫血和体重减轻，见于自身免疫性胃炎。

2.体征

慢性胃炎可有上腹部轻压痛。

（三）护理

1.护理目标

去除病因患者，患者无腹痛，营养状况改善，焦虑减轻。

2.护理措施

（1）一般护理。①休息与活动：伴有贫血时适当休息，平时进行适当的锻炼，以增强机体抗病力。②合理饮食：以高营养、易消化、维生素丰富为饮食原则。避免摄入过咸、过甜、过辣的刺激性食物。避免长期饮浓茶、烈酒、咖啡，避免食用过热、过冷、过于粗糙的食物。

（2）用药护理。遵医嘱给患者以清除幽门螺杆菌感染治疗时，注意观察药物的疗效及不良反应。枸橼酸铋钾（CBS）为常用制剂，因其在酸性环境中方起作用，故宜餐前30min服用。服CBS过程中可使齿、舌变黑，可用吸管直接吸入。部分患者服药后出现便秘和粪便变黑，停药后可自行消失。少数患者有恶心、一过性血清转氨酶升高等，极少数出现急性肾衰竭。阿莫西林服用前应询问患者有无青霉素过敏史，应用过程中注意有无迟发性过敏反应的出现，如皮疹。甲硝唑可引起恶心、呕吐等胃肠道症状，应在餐后30min服用，并可遵医嘱用甲氧氯普胺、维生素B_{12}等拮抗。

（3）心理护理。及时了解患者心理，耐心解释患者疑虑，尤其有异型增生的患者，常因担心恶变而恐惧。护理人员应主动安慰患者，说明本病经过正规治疗是可以逆转的。对于异型增生，经严密随访，即使有恶变，及时手术也可获得满意的疗效，使患者乐观、积极配合治疗，消除焦虑、恐惧心理。

（4）健康指导。①向患者及其家属介绍本病的有关病因，指导健康的饮食习惯。②介绍根除幽门螺杆菌治疗的意义和适应证。指导药物治疗注意事项，如避免使用对胃黏膜有刺激的药物，必须使用时应同时服用制酸剂或胃黏膜保护剂；介绍药物的不良反应，如有异常及时复诊，定期门诊复查。③对胃黏膜异型增生的患者，嘱其定期复查。

3.护理评价

经过治疗和护理患者不适减轻；了解相关知识，及时发现和处理并发症。

第二节 消化性溃疡

消化性溃疡主要指发生在胃和十二指肠的慢性溃疡，即胃溃疡（gastric ulcer，GU）和十二指肠溃疡（duodenal ulcer，DU）。溃疡的黏膜缺损超过黏膜肌层，不同于糜烂。本病中年人中最为常见，DU多见于青壮年，而GU多见于中老年，后者发病高峰比前者约迟10年。男性患病比女性多。临床上DU 比 GU 多见，两者之比为（2～3）∶1，但有地区差异，在胃癌高发区GU所占的比例略高。

一、病因与发病机制

在正常生理情况下，胃十二指肠黏膜经常接触有强侵蚀力的胃酸和在酸性环境下被激活，能水解蛋白质的胃蛋白酶，此外，还经常受摄入的各种有害物质的侵袭，但却能抵御这些损害，维持黏膜的完整性，这是因为胃、十二指肠黏膜具有一系列防御和修复机制。目前认为，胃十二指肠黏膜完善而有效的防御和修复机制，足以抵抗胃酸/胃蛋白酶的侵蚀。一般而言，只有当某些因素破坏了这一机制才可能发生胃酸/胃蛋白酶侵蚀黏膜而导致溃疡形成。

（一）幽门螺杆菌（Hp）

幽门螺杆菌为消化性溃疡的重要病因。Hp可造成胃十二指肠黏膜的上皮细胞受损和强烈的炎症反应，损害了局部黏膜的防御和修复机制。

（二）非甾体抗炎药（NSAID）

NSAID是引起消化性溃疡的另一个常见病因。大量研究资料显示，在长期服用NSAID的患者中10%～25%可发现胃或十二指肠溃疡，有1%～4%患者发生出血、穿孔等溃疡并发症。NSAID引起的溃疡以GU较多见。溃疡形成及其并发症发生的危险性除与服用NSAID的种类、剂量、疗程有关外，尚与高龄、同时服用抗凝血药、糖皮质激素等因素有关。NSAID通过削弱黏膜的防御和修复功能而导致消化性溃疡发病。NSAID和幽门螺杆菌是引起消化性溃疡发病的两个独立因素。

（三）胃酸

消化性溃疡的最终形成是胃酸/胃蛋白酶对黏膜自身消化所致。因胃蛋白酶活性是pH依赖性的，在pH>4时便失去活性，因此在探讨消化性溃疡发病机制时主要考虑胃酸是溃疡形成的直接原因。胃酸的这一损害作用一般只有在正常黏膜防御和修复功能遭受破坏时才能发生。

（四）其他

1.吸烟

吸烟者消化性溃疡发生率比不吸烟者高，吸烟影响溃疡愈合和促进溃疡复发。

2.遗传

消化性溃疡的家族史可能是幽门螺杆菌感染的"家庭聚集"现象；O型血胃上皮细胞表面表达更多黏附受体而有利于幽门螺杆菌定植。遗传因素的作用尚有待进一步研究。

3.急性应激可引起应激性溃疡

长期精神紧张、过劳，易使溃疡发作或加重，情绪应激可能主要起诱因作用。

4.胃十二指肠运动异常

研究发现，部分DU患者胃排空增快，这可使十二指肠球部酸负荷增大；部分GU患者有胃排空延迟，这可增加十二指肠液反流入胃，加重胃黏膜屏障损害。胃肠运动障碍不大可能是原发病因，但可加重幽门螺杆菌或NSAID对黏膜的损害。

综上，消化性溃疡是一种多因素疾病，其中幽门螺杆菌感染和服用NSAID是已知的主要病因，溃疡发生是黏膜侵袭因素和防御因素失平衡的结果，胃酸在溃疡形成中起关键作用。

二、临床表现

（一）症状

典型的消化性溃疡有如下临床特点。①慢性过程，病史可达数年至数十年。②周期性发作，发作与自发缓解交替，发作期可为数周或数月，缓解期也长短不一，短者数周，长者数年；发作常有季节性，多在秋冬或冬春之交发病，可因精神情绪不良或过劳而诱发。③发作时上腹痛呈节律性，表现为空腹痛，即餐后2～4h和（或）午夜痛，腹痛多因进食或服用抗酸药所缓解，典型节律性表现在DU多见。腹痛性质多为灼痛，也可为钝痛、胀痛、剧痛或饥饿样不适感。腹痛多位于中上腹，可偏右或偏左。部分患者无上述典型疼痛表现，而仅表现为无规律的上腹隐痛或不适。但部分患者可无症状或症状较轻以至不被患者所注意。④可有反酸、嗳气、上腹胀等症状。表2-1为GU和DU上腹疼痛特点的比较。

表 2-1 　GU 和 DU 上腹疼痛特点的比较

项目		GU	DU
相同点	慢性	病程可长达 6～7 年，有的长达 20 年或更长	
	周期性	发作缓解周期性交替，以春、秋季发作多见	
	疼痛性质	多呈钝痛、灼痛、胀痛或饥饿样不适，一般为轻至中度持续性痛，可耐受	
不同点	疼痛部位	中上腹或在剑突下和剑突下偏左	中上腹或在中上偏腹右处
	疼痛时间	常在餐后 1h 内发生，经 1～2h 后逐渐缓解，至下次餐前自行消失	常发生在两餐之间，持续至下餐进食后缓解，故又称空腹痛、饥饿痛；部分患者于午夜出现疼痛，称夜间痛
	疼痛规律	进食—疼痛—缓解	疼痛—进食—缓解

（二）体征

溃疡活动时上腹部可有局限性轻压痛，缓解期无明显体征。

（三）临床特殊类型

1.复合溃疡

复合溃疡指胃和十二指肠同时发生的溃疡。DU往往先于GU出现。幽门梗阻发生率较高。

2.幽门管溃疡

幽门管位于胃远端，与十二指肠交界，长约2cm。幽门管溃疡与DU相似，胃酸分泌一般较高。幽门管溃疡上腹痛的节律性不明显，对药物治疗反应较差，呕吐较多见，较易发生幽门梗阻、出血和穿孔等并发症。

3.球后溃疡

DU大多发生在十二指肠球部，发生在球部远端十二指肠的溃疡称球后溃疡。多发生在十二指肠乳头的近端。具DU的临床特点，但午夜痛及背部放射痛多见，对药物治疗反应较差，较易并发出血。

4. 巨大溃疡

巨大溃疡指直径>2cm的溃疡，对药物治疗反应较差、愈合时间较慢，易发生慢性穿透或穿孔。

5.老年人消化性溃疡

近年老年人发生消化性溃疡的报道增多。临床表现多不典型，GU多位于胃体上部甚至胃底部，溃疡常较大，易误诊为胃癌。

6.无症状性溃疡

无症状性溃疡约15%消化性溃疡患者可无症状，而以出血、穿孔等并发症为首发症状；可见于任何年龄，以老年人较多见；NSAID引起的溃疡近半数无症状。

三、并发症

（一）上消化道出血

50%以上的消化道出血是由消化性溃疡所致。出血是消化性溃疡最常见的并发症。DU 比 GU 容易发生出血。常因服用NSAID而诱发，部分患者（10%～25%）以上消化道出血为首发症状。

（二）穿孔

穿孔是消化性溃疡最严重的并发症，见于2%～10%的病例。消化性溃疡穿孔的后果有3种。①溃疡穿透浆膜层达腹腔致弥漫性腹膜炎，引起突发的剧烈腹痛，称为游离穿孔。②溃疡穿透并与邻近实质性器官相连，往往表现为腹痛规律发生改变，变得顽固而持久，称为穿透性溃疡。③溃疡穿孔入空腔器官形成瘘管。

（三）幽门梗阻

幽门梗阻见于2%～4%的消化性溃疡病例，大多由DU或幽门管溃疡引起。急性梗阻多因炎症水肿和幽门部痉挛所致，梗阻为暂时性，随炎症好转而缓解；慢性梗阻主要在溃疡愈合后瘢痕收缩而呈持久性。幽门梗阻使胃排空延迟，患者可感上腹饱胀不适，疼痛于餐后加重，且有反复大量呕吐，呕吐物呈酸腐味的宿食，大量呕吐后疼痛可暂缓解。严重频繁呕吐可致失水和低氯低钾性碱中毒，常继发营养不良。上腹饱胀和逆蠕动的胃型，以及空腹时检查胃内有振水音、抽出胃液量>200mL，是幽门梗阻的特征性表现。

（四）癌变

少数GU可发生癌变，癌变率在1%以下；DU则极少见癌变。对长期GU病史，年龄在45岁以上，经严格内科治疗4～6周症状无好转，大便隐血试验持续阳性者，应怀疑有癌变，需进一步检查和定期随访。

四、护理

（一）护理目标

患者能够了解并避免发病诱因，能够描述正确的溃疡防治知识，主动参与、积极配合防治；未出现上消化道出血、穿孔、幽门梗阻、溃疡癌变等并发症或出现能被及时发现和处理；焦虑程度减轻或消失。

（二）护理措施

1.一般护理

（1）休息和活动。症状较重或有并发症时，应卧床休息；溃疡缓解期，应适当活动，工作宜劳逸结合，以不感到劳累和诱发疼痛为原则。

（2）饮食护理。①饮食原则：定时定量，以维持正常消化活动的节律，避免餐间零食和睡前进食，使胃酸分泌有规律；少食多餐，少食可避免胃窦部过度扩张引起的促胃液素分泌增加，以减少胃酸对病灶的刺激，多餐可使胃中经常保持适量的食物以中和胃酸，利于溃疡面的愈合；细嚼慢咽，以减少对消化道过强的机械刺激，同时咀嚼还可增加唾液分泌，后者具有稀释和中和胃酸的作用；食物选择应营养丰富、搭配合理、清淡、易于消化、刺激性小，各种食物应切细、煮软；可选择牛奶、鸡蛋、鱼及面食、稍加碱的软米饭或米粥等偏碱性食物，脂肪摄取也应适量；避免生、冷、硬、粗纤维的蔬菜、水果，忌用生姜、生蒜、生萝卜、油炸食物以及浓咖啡、浓茶和辣椒、醋；进餐时避免情绪不安，精神紧张。②营养状况监测：经常评估患者的饮食和营养状况。

2.病情观察

（1）病情监测。注意观察及详细了解患者疼痛的规律和特点，指导患者准备抑酸性食物（苏打饼干等），在疼痛前进食或服用抑酸剂以防疼痛，也可采用局部热敷或针灸止痛等。监测生命体征及腹部体征的变化，以及时发现并纠正并发症。

（2）帮助患者认识和祛除病因及诱因。服用NSAID者应停药；对嗜烟酒者，应督促患者戒烟戒酒。

3.并发症的护理

当发生急性穿孔和瘢痕性幽门梗阻时，应立即遵医嘱做好手术前准备。亚急性穿孔和慢性穿孔时，注意观察疼痛的性质。急性幽门梗阻时，做好呕吐物的观察与处理，指导患者禁食水，行胃肠减压，保持口腔清洁，遵医嘱静脉补充液体，并做好解痉药和抗生素的用药护理。

4. 用药护理

遵医嘱对患者进行药物治疗，并注意观察药效及不良反应。

（1）碱性抗酸药。氢氧化铝凝胶等，应在饭后1h和睡前服用。服用片剂时应嚼服，乳剂给药前应充分摇匀。抗酸药应避免与奶制品同时服用，两者相互作用可形成络合物。酸性的食物及饮料不宜与抗酸药同服。氢氧化铝凝胶能阻碍磷的吸收，引起磷缺乏症，表现为食欲不振、软弱无力等症状，甚至可导致骨质疏松症。长期大量服用还可引起严重便秘、代谢性碱中毒与钠潴留，甚至造成肾损害。如服用镁制剂则易引起腹泻。

（2）H_2受体拮抗剂。应在餐中或餐后即刻服用，也可把一日剂量在睡前服用。如需同时服用抗酸药，则两药应间隔1h以上服用，用于静脉给药时应注意控制速度，速度过快可引起低血压和心律失常。西咪替丁对雄性激素受体有亲和力，可使男性乳腺发育、阳痿以及性功能紊乱，肾脏是其排泄的主要部位，应用期间应注意患者肾功能。此外，少数患者可出现一过性肝功能损害和粒细胞缺乏，也可出现头痛、头晕、疲倦、腹泻及皮疹等反应，如出现上述反应，应及时协助医生进行处理。药物可从母乳排出，哺乳期应停止用药。

（3）其他药物。奥美拉唑可引起头晕，特别是用药初期，应嘱患者用药期间避免开车或做其他必须注意力高度集中的事。硫糖铝片宜在每次进餐前1h服用，可有便秘、口干、皮疹、眩晕、嗜睡等不良反应。因其含糖量较高，糖尿病患者应慎用。不能与多酶片同服，以免降低两者的效价。

5. 心理护理

护理人员应关心患者，及时了解并减轻各种焦虑，鼓励其说出心中的顾虑与疑问，护士应耐心倾听并给予解答。正确评估患者及家属对疾病的认识程度和心理状态。积极进行健康宣教，减轻患者不良心理反应。

6.健康指导

（1）向患者及其家属讲解溃疡病的知识，如病因、诱因、饮食原则。

（2）指导患者保持乐观的情绪，规律地生活，避免过度紧张与劳累。

（3）指导患者戒除烟酒，慎用或勿用致溃疡药物，如阿司匹林、咖啡因、泼尼松等。

（4）指导患者按医嘱正确服药，学会观察药效及不良反应，不随便停药，以减少复发。

（5）让患者了解并发症的症状、体征，能在病情加重时及时就医。

（6）年龄偏大的胃溃疡患者应嘱其定期到门诊复查，防止癌变。

（三）护理评价

患者能说出引起疼痛的原因、诱因，戒除烟酒，饮食规律，能选择适宜的食物，未因饮食不当诱发疼痛；能正确服药，上腹部疼痛减轻并逐渐消失，无恶心、呕吐、呕血、黑便；情绪稳定，无焦虑或恐惧，生活态度积极乐观。

第三节　胃癌

每年新确诊的癌症病例数中，胃癌位居第四位，在癌症病死率中排第二位，该病在我国仍是最常见的恶性肿瘤之一。男性胃癌的发病率和病死率高于女性，男女之比约为2∶1。发病年龄以中老年居多，35岁以下较低，55～70岁为高发年龄段。我国胃癌的发病率在不同地区之间有很大差异。

一、病因与发病机制

胃癌的发生是一个多步骤、多因素进行性发展的过程。在正常情况下，胃黏膜上皮细胞的增殖和凋亡之间保持动态平衡。这种平衡的维持有赖于癌基因、抑癌基因及一些生长因子的共同调控。这种平衡一旦被打破，癌基因被激活，抑癌基因被抑制，使胃上皮细胞过度增殖又不能启动凋亡信号，则可能逐渐进展为胃癌。多种因素会影响上述调控体系，共同参与胃癌的发生。

（一）环境和饮食因素

环境因素可直接或间接经饮食途径参与胃癌的发生，在胃癌发生中起重要作用。如火山岩地带、高泥炭土壤、水土含硝酸盐过多、微量元素比例失调或化学污染均为致癌因素。多吃新鲜水果和蔬菜、正确贮藏食物,可降低胃癌的发生。经常食用霉变食品、咸菜、腌制烟熏食品,以及过多摄入食盐,可增加患胃癌的风险性。

(二)幽门螺杆菌感染

幽门螺杆菌感染与胃癌的关系已引起关注。1994年WHO宣布Hp是人类胃癌的Ⅰ类致癌原。胃癌可能是Hp长期感染与其他因素共同作用的结果,其中Hp可能起先导作用。

(三)遗传因素

胃癌有明显的家族聚集倾向,家族发病率高于一般人群2~3倍。浸润型胃癌有更高的家族发病倾向,提示该型与遗传因素有关。一般认为,遗传素质使致癌物质对易感者致癌性更强。

(四)癌前状态

胃癌的癌前状态分为癌前疾病和癌前病变。前者是指与胃癌相关的胃良性疾病,有发生胃癌的危险性;后者是指较易转变为癌组织的病理学变化。

1.癌前疾病

(1)慢性萎缩性胃炎、残胃炎:因有胃酸分泌不足,有利于细菌生长。胃内增加的细菌可促进亚硝酸盐类致癌物质产生,长期作用于胃黏膜将导致癌变。另外,老年人胃癌发病率高也与此有关。毕Ⅱ式胃切除术后,癌变常在术后10~15年发生。

(2)胃息肉:炎性息肉约占80%,直径多在2cm以下,癌变率低;腺瘤性息肉癌变的概率较高,特别是直径>2cm的广基息肉。

(3)胃溃疡:癌变多从溃疡边缘发生,多因溃疡边缘的炎症、糜烂、再生及异型增生所致。

2.癌前病变

(1)肠型化生:肠型化生有小肠型和大肠型两种。大肠型化生又称不完全肠化,其肠化细胞不含亮氨酸氨基肽酶和碱性磷酸酶,被吸收的致癌物质易于在细胞内积聚,导致细胞异型增生而发生癌变。

(2)异型增生:胃黏膜腺管结构及上皮细胞出现异型性改变,组织学形态上介于良恶性之间。因此,对上述癌前病变应注意密切随访。

二、临床表现

（一）症状

早期无或者仅有非特异性消化道症状。进展期症状是上腹痛，常同时伴有食欲缺乏、厌食、体重减轻。腹痛可急可缓，开始仅为上腹饱胀不适，餐后加重，继之有隐痛不适，偶呈节律性溃疡样疼痛，但这种疼痛进食或服用制酸剂不能缓解。患者常有早饱感及肢体软弱无力。早饱感是指患者虽感饥饿，但稍一进食即感饱胀不适。早饱感或呕吐是胃壁受累的表现，皮革胃或部分梗阻时这种症状尤为突出。

发生并发症或转移时可出现一些特殊症状：贲门癌累及食管下段时可出现吞咽困难；并发幽门梗阻时可有恶心呕吐，溃疡型胃癌出血时可引起呕血或黑便，继之出现贫血；胃癌转移至肝脏可引起右上腹痛，黄疸和（或）发热；转移至肺可引起咳嗽、呃逆、咯血，累及胸膜可产生胸腔积液而发生呼吸困难；肿瘤侵及胰腺时，可出现背部放射性疼痛。

（二）体征

早期胃癌无明显体征，进展期在上腹部可扪及肿块，有压痛。肿块多位于上腹偏右相当于胃窦处。如肿瘤转移至肝脏可致肝大及出现黄疸，甚至出现腹水。腹膜有转移时也可发生腹水，移动性浊音阳性。侵犯门静脉或脾静脉时有脾脏增大。有远处淋巴结转移时可扪及菲尔绍（Virchow）淋巴结，质硬不活动。肛门指检在直肠膀胱凹陷可扪及一板样肿块。

一些胃癌患者可以出现副癌综合征，包括反复发作的表浅性血栓静脉炎（Trousseau征）及过度色素沉着；黑棘皮症，皮肤皱褶处有过度色素沉着，尤其是双腋下；皮肌炎、膜性肾病、累及感觉和运动通路的神经肌肉病变等。

三、护理

（一）护理目标

患者疼痛得到控制，营养状态改善，情绪稳定，能积极配合治疗。

（二）护理措施

1. 一般护理

（1）休息与活动。轻症患者可适当参加日常活动，进行身体锻炼，以不感到劳累、腹痛为原则；重症患者应卧床休息。

（2）饮食护理。对能进食者鼓励其尽可能进食易消化、营养丰富的流质或半流质饮食。对食欲缺乏者，应为患者提供清洁的进食环境，选择适合患者口味的食品和烹调方法，并注意变换食物的色、香、味，以增进食欲。定期测量体重，监测血清蛋白和血红蛋白等营养指标以监测患者的营养状态。

（3）静脉营养支持。对消化功能不全不能进食的患者，遵医嘱静脉补充液体及能量。

2. 病情观察和护理

（1）疼痛的观察与处理。观察疼痛特点，注意评估疼痛的性质、部位，是否伴有严重的恶心和呕吐、吞咽困难、呕血及黑便等症状。如出现剧烈腹痛和腹膜刺激征，应考虑发生穿孔的可能性，及时协助医师进行有关检查或手术治疗。教会患者一些放松和转移注意力的技巧，疼痛剧烈时，可腹部热敷止痛。

（2）监测患者的感染征象。密切观察患者的生命体征及血常规检查的改变，询问患者有无咽痛、尿痛等不适，及时发现感染迹象并协助医师进行处理。病房应定期消毒，减少探视，保持室内空气新鲜；严格遵循无菌原则进行各项操作，防止交叉感染。协助患者做好皮肤、口腔护理，注意会阴部及肛门的清洁，减少感染的机会。

3. 用药护理

（1）化疗药物。遵医嘱进行化学治疗，以抑制和杀伤癌细胞，注意观察药物的疗效及不良反应。

（2）止痛药物。遵循WHO推荐的三阶梯疗法，遵医嘱给予相应的止痛药。第一阶段从非阿片类镇痛剂开始，如阿司匹林、布桂嗪（强痛定）、奈福泮（平痛新）、吲哚美辛（消炎痛）栓等。若不能缓解，在此基础上，加弱阿片类镇痛剂，如可卡因、丙氧酚等；若疼痛剧烈，则可用强阿片类镇痛剂、如哌替啶、美施康定等，现在又有一种新型贴剂多瑞吉，镇痛效果可达到72h。

4. 心理护理

护理人员应与患者建立良好的护患关系，运用倾听、解释、安慰等技巧与患者沟通，表示关心与体贴，耐心听取患者感受，并给予支持和鼓励。同时介绍有关胃癌治疗进展信息，提高患者治疗的信心，用积极的心态面对疾病。此外，及时取得家属的配合，协助患者得到家庭和社会的支持，控制焦虑、抑郁情绪，使患者保持乐观的生活态度。

5.健康指导

（1）疾病预防指导。对健康人群开展卫生宣教，提倡多食富含维生素C的新鲜水果、蔬菜，多食肉类、鱼类、豆制品和乳制品；避免高盐饮食，少吃咸菜、烟熏和腌制食品；食品贮存要科学，不吃霉变食物。对胃癌高危人群如中度或重度胃黏膜萎缩、中度或重度肠化、不典型增生或有胃癌家族史者应遵医嘱给予根除幽门螺杆菌治疗及定期复查，以便早期诊断及治疗。

（2）生活指导。指导患者生活规律，保证充足的睡眠，根据病情和体力，适量活动，增强机体抵抗力。注意个人卫生，特别是体质衰弱者，应做好口腔、皮肤黏膜的护理，防止继发性感染。指导患者运用适当的心理防卫机制，保持乐观态度和良好的心理状态、以积极的心态面对疾病。

（3）用药及疾病指导。指导患者合理使用止痛药，并应发挥自身积极的应对能力，以提高控制疼痛的效果。嘱患者定期复诊，以监测病情变化和及时调整治疗方案。教会患者及其家属如何早期识别并发症，及时就诊。

（三）护理评价

患者情绪稳定，积极配合治疗；疼痛得到明显缓解，营养改善，体力增强。

第四节　炎症性肠病

炎症性肠病是一种病因不明的肠道慢性非特异性炎症性疾病，包括溃疡性结肠炎（ulcerative colitis，UC）和克罗恩病（Crohn's disease，CD）。一般认为，UC和CD是同一疾病的不同亚型，组织损伤的基本病理过程相似，但可能由于致病因素不同，发病的具体环节不同，最终导致组织损害的表现不同。

一、溃疡性结肠炎

溃疡性结肠炎是一种病因不明的直肠和结肠慢性非特异性炎症性疾病。病变主要位于大肠的黏膜与黏膜下层。主要症状有腹泻、黏液脓血便和腹痛，病程漫长，病情轻重不一，常反复发作。本病多见于20～40岁人群，男女发病率无明显差别。

（一）病理

病变主要位于直肠和乙状结肠，可延伸到降结肠，甚至整个结肠。病变一般仅限于黏膜和黏膜下层，少数重症者可累及肌层。活动期黏膜呈弥漫性炎症反应，可见水肿、充血与灶性出血，黏膜脆弱，触之易出血。由于黏膜与黏膜下层有炎症细胞浸润，大量中性粒细胞在肠腺隐窝底部聚集，形成小的隐窝脓肿。当隐窝脓肿融合破溃时，黏膜即出现广泛的浅小溃疡，并可逐渐融合成不规则的大片溃疡。结肠炎症在反复发作的慢性过程中，大量新生肉芽组织增生，常出现炎性息肉。黏膜因不断破坏和修复，丧失正常结构；因溃疡愈合形成瘢痕，黏膜肌层与肌层增厚，使结肠变形缩短，结肠袋消失，甚至出现肠腔狭窄。少数患者有结肠癌变，以恶性程度较高的未分化型癌多见。

（二）临床分型

临床上根据本病的病程、程度、范围和病期进行综合分型。

1. 根据病程分型

（1）初发型：无既往史的首次发作。

（2）慢性复发型：最多见，发作期与缓解期交替。

（3）慢性持续型：病变范围广，症状持续半年以上。

（4）急性暴发型：少见，病情严重，全身毒血症状明显，易发生大出血和其他并发症。

上述后3型可相互转化。

2. 根据病情程度分型

（1）轻型：多见，腹泻每日4次以下，便血轻或无，无发热、脉速，贫血轻或无，红细胞沉降率正常。

（2）重型：腹泻频繁并有明显黏液脓血便，有发热、脉速等全身症状，红细胞沉降率加快、血红蛋白下降。

（3）中型：介于轻型和重型之间。

3. 根据病变范围分型

可分为直肠炎、直肠乙状结肠炎、左半结肠炎、全结肠炎及区域性结肠炎。

4. 根据病期分型

可分为活动期和缓解期。

（三）临床表现

本病起病多数缓慢，少数急性起病，偶见急性暴发起病。病程长，呈慢性经过，常有发作期与缓解期交替，少数症状持续并逐渐加重。

1.症状

（1）消化系统表现：主要表现为腹泻与腹痛。①腹泻为最主要症状，黏液脓血便是本病活动期的重要表现。腹泻主要与炎症导致大肠黏膜对水钠吸收障碍以及结肠运动功能失常有关。粪便中的黏液或黏液脓血，为炎症渗出和黏膜糜烂及溃疡所致。排便次数和便血程度可反映病情程度：轻者每日排便2～4次，粪便呈糊状，可混有黏液、脓血，便血轻或无；重者腹泻每天可达10次以上，含大量脓血，甚至呈血水样粪便。病变限于直肠和乙状结肠的患者，偶有腹泻与便秘交替的现象，此与病变直肠排空功能障碍有关。②腹痛，轻者或缓解期患者多无腹痛或仅有腹部不适，活动期有轻至中度腹痛，为左下腹阵痛，也可涉及全腹。有疼痛—便意—便后缓解的规律，大多伴有里急后重，为直肠炎症刺激所致。若并发中毒性巨结肠或腹膜炎，则腹痛持续且剧烈。③其他症状有腹胀、食欲不振、恶心、呕吐等。

（2）全身表现：中、重型患者活动期有低热至中度发热，高热多提示有并发症或急性暴发型；重症患者可出现衰弱、消瘦、贫血、低清蛋白血症、水和电解质平衡紊乱等表现。

（3）肠外表现：本病可伴有一系列肠外表现，包括口腔黏膜溃疡、结节性红斑、外周关节炎、坏疽性脓皮病、虹膜睫状体炎等。

2.体征

患者呈慢性病容，精神状态差，重者呈消瘦贫血貌。轻者仅有左下腹轻压痛，有时可触及痉挛的降结肠和乙状结肠。重症者常有明显腹部压痛和鼓肠。若有反跳痛、腹肌紧张、肠鸣音减弱等，应注意中毒性巨结肠和肠穿孔等并发症。

（四）护理

1.护理目标

患者腹泻次数减少，粪质正常；腹痛缓解，营养改善，体重恢复，未发生并发症，焦虑减轻。

2.护理措施

（1）一般护理。①休息与活动：在急性发作期或病情严重时均应卧床休息，缓解期适当休息，注意劳逸结合。②合理饮食：指导患者食用质软、易消化、少纤维素又富含营养、有足够热量的食物，以利于吸收，减轻对肠黏膜的刺激并供给足够的热量，以维持机体代谢的需要。避免食用冷饮、水果、多纤维的蔬菜及其他刺激性食物，忌食牛乳和乳制品。急性发作期患者，应进流质或半流质饮食，病情严重者应禁食，按医嘱给予静脉高营养，以改善全身状况。应注意给患者提供良好的进餐环境，避免不良刺激，以增进患者食欲。

（2）病情观察。观察患者腹泻的次数、性质，腹泻伴随症状，如发热、腹痛等，监测粪便检查结果。严密观察腹痛的性质、部位以及生命体征的变化，以了解病情的进展情况，如腹痛性质突然改变，应注意是否发生大出血、肠梗阻、中毒性巨结肠、肠穿孔等并发症。观察患者进食情况，定期测量患者的体重，监测血红蛋白、血清电解质和清蛋白的变化，了解营养状况的变化。

（3）用药护理。遵医嘱给予柳氮磺吡啶（SASP）、糖皮质激素、免疫抑制剂等治疗，以控制病情，缓解腹痛。注意药物的疗效及不良反应，如应用SASP时，患者可出现恶心、呕吐、皮疹、粒细胞减少及再生障碍性贫血等。应嘱患者餐后服药，服药期间定期复查血象，应用糖皮质激素者，要注意激素不良反应，不可随意停药，防止反跳现象，应用硫唑嘌呤或巯嘌呤时患者可出现骨髓抑制的表现，应注意监测白细胞计数。

（4）心理护理。安慰鼓励患者，向患者解释病情，使患者以平和的心态应对疾病，自觉地配合治疗。

（5）健康指导。①心理指导：由于病情反复发作，迁延不愈，常给患者带来痛苦，尤其是腹泻，给患者的精神和日常生活带来很多困扰，患者易产生自卑、忧虑，甚至恐惧心理。应鼓励患者以平和的心态应对疾病，积极配合治疗。②指导患者合理饮食及活动：指导患者食用质软、易消化、少纤维素又富含营养、有足够热量的食物，避免食用冷饮、水果、多纤维的蔬菜及其他刺激性食物，忌食牛乳和乳制品。在急性发作期或病情严重时均应卧床休息，缓解期适当休息，注意劳逸结合。③用药指导：嘱患者坚持治疗，不要随意更换药物或停药。教会患者识别药物的不良反应，出现异常症状要及时就诊，以免耽误病情。

3.护理评价

患者腹泻、腹痛缓解，营养改善，体重恢复。

二、克罗恩病

克罗恩病是一种病因尚不十分清楚的胃肠道慢性炎性肉芽肿性疾病。病变多见于末段回肠和邻近结肠，但从口腔至肛门各段消化道均可受累，呈节段性或跳跃式分布。临床上以腹痛、腹泻、体重下降、腹部包块、瘘管形成和肠梗阻为特点，可伴有发热等全身表现以及关节、皮肤、眼、口腔黏膜等肠外损害。本病有终生复发倾向，重症患者迁延不愈，预后不良。

（一）病理

病变表现为同时累及回肠末段与邻近右侧结肠，只涉及小肠，局限在结肠。病变可涉及口腔、食管、胃、十二指肠，但少见。

大体形态上，克罗恩病的特点包括：①病变呈节段性或跳跃性，而不呈连续性；②黏膜溃疡早期呈鹅口疮样溃疡，随后溃疡增大、融合，形成纵行溃疡和裂隙溃疡，将黏膜分割呈鹅卵石样外观；③病变累及肠壁全层，肠壁增厚变硬，肠腔狭窄。

组织学上，克罗恩病的特点包括：①非干酪性肉芽肿，由类上皮细胞和多核巨细胞构成，可发生在肠壁各层和局部淋巴结；②裂隙溃疡，呈缝隙状，可深达黏膜下层甚至肌层；③肠壁各层炎症，伴固有膜底部和黏膜下层淋巴细胞聚集、黏膜下层增宽、淋巴管扩张及神经节炎等。肠壁全层病变致肠腔狭窄，可发生肠梗阻。溃疡穿孔引起局部脓肿，或穿透至其他肠段、器官、腹壁，形成内瘘或外瘘。肠壁浆膜纤维素渗出、慢性穿孔均可引起肠粘连。

（二）临床分型

区别本病不同临床情况，有助于全面估计病情和预后，制订治疗方案。

1.临床类型

依疾病行为，可分为狭窄型（以肠腔狭窄所致的临床表现为主）、穿通型（有瘘管形成）和非狭窄非穿通型（炎症型）。各型可有交叉或互相转化。

2.病变部位

参考影像和内镜结果确定，可分为小肠型、结肠型、回结肠型。如消化道其他部分受累也应注明。

3. 严重程度

根据主要临床表现的程度及并发症计算CD活动指数（CDAI），用于疾病活动期与缓解期区分、病情严重程度估计（轻度、中度、重度）和疗效评定。

（三）临床表现

起病大多隐匿、缓渐，从发病早期症状出现至确诊往往需数月至数年。病程呈慢性，长短不等的活动期与缓解期交替，有终生复发倾向。少数急性起病，可表现为急腹症，酷似急性阑尾炎或急性肠梗阻。腹痛、腹泻和体重下降三大症状是本病的主要临床表现。但本病的临床表现复杂多变，这与临床类型、病变部位、病期及并发症有关。

1.消化系统表现

（1）腹痛：为最常见症状。多位于右下腹或脐周，间歇性发作，常为痉挛性阵痛伴腹鸣。常于进餐后加重，排便或肛门排气后缓解。发生腹痛可能与进食引起胃肠反射或肠内容物通过炎症、狭窄肠段，引起局部肠痉挛有关。体检常有腹部压痛，部位多在右下腹。腹痛也可由部分或完全性肠梗阻引起，此时伴有肠梗阻症状。出现持续性腹痛和明显压痛，提示炎症波及腹膜或腹腔内脓肿形成。全腹剧痛和腹肌紧张，提示病变肠段急性穿孔。

（2）腹泻：也为本病常见症状，主要由病变肠段炎症渗出、蠕动增加及继发性吸收不良引起。腹泻先是间歇发作，病程后期可转为持续性。粪便多为糊状，一般无脓血和黏液。病变涉及下段结肠或肛门直肠者，可有黏液血便及里急后重。

（3）腹部包块：见于10%～20%患者，由肠粘连、肠壁增厚、肠系膜淋巴结肿大、内瘘或局部脓肿形成所致，多位于右下腹与脐周。固定的腹块提示有粘连，多已有内瘘形成。

（4）瘘管形成：是克罗恩病的特征性临床表现，因透壁性炎症病变穿透肠壁全层至肠外组织或器官而成。瘘分内瘘和外瘘，前者可通向其他肠段、肠系膜、膀胱、输尿管、阴道、腹膜后等处，后者通向腹壁或肛周皮肤。肠段之间内瘘形成可致腹泻加重及营养不良。肠瘘通向的组织与器官因粪便污染可致继发性感染。外瘘或通向膀胱、阴道的内瘘均可见粪便与气体排出。

（5）肛门周围病变：包括肛门周围瘘管、脓肿形成及肛裂等病变，见于部分患者，有结肠受累者较多见。有时这些病变可为本病的首发或突出的临床表现。

2.全身表现

（1）发热：为常见的全身表现之一，与肠道炎症活动及继发感染有关。间歇性低热或中度热常见，少数呈弛张高热伴毒血症。少数患者以发热为主要症状，甚至在较长时间不明原因发热之后才出现消化道症状。

（2）营养障碍：由慢性腹泻、食欲减退及慢性消耗等因素所致。主要表现为体重下降，可有贫血、低蛋白血症和维生素缺乏等表现。青春期前患者常有生长发育迟滞。

3.肠外表现

本病肠外表现与溃疡性结肠炎的肠外表现相似，但发生率较高，据我国统计报道以口腔黏膜溃疡、皮肤结节性红斑、关节炎及眼病为常见。

（四）护理

1.护理目标

患者腹泻、腹痛缓解，营养改善，体重恢复，无并发症。

2.护理措施

（1）一般护理。①休息与活动：在急性发作期或病情严重时均应卧床休息，缓解期适当休息，注意劳逸结合。必须戒烟。②合理饮食：一般给高营养低渣饮食，适当给予叶酸、B族维生素等多种维生素。重症患者酌用要素饮食或全胃肠外营养，除营养支持外还有助诱导缓解。

（2）病情观察。观察患者腹泻的次数、性质，腹泻伴随症状，如发热、腹痛等，监测粪便。观察腹痛的性质、部位以及生命体征的变化；测量患者的体重，监测血红蛋白、血清电解质和清蛋白的变化，了解营养状况的变化。

（3）用药护理。遵医嘱腹痛、腹泻可使用抗胆碱能药物或止泻药，合并感染者静脉途径给予广谱抗生素。给予柳氮磺吡啶（SASP）、糖皮质激素、免疫抑制剂等治疗，以控制病情，使腹痛缓解。注意避免药物的不良反应，如应嘱患者餐后服药，服药期间定期复查血常规，不可随意停药，防止反跳现象等。

（4）心理护理。向患者解释病情，使患者树立战胜疾病的信心，自觉地配合治疗。

（5）健康指导。①疾病知识指导：指导患者合理休息与活动，戒烟，食用质软、易消化、少纤维素又富含营养、有足够热量的食物，避免食用冷饮、水果、多纤维的蔬菜及其他刺激性食物，忌食牛乳和乳制品。②安慰鼓励患者：使患者树立信心，积极地配合治疗。③用药指导：嘱患者坚持服药并了解药物的不良反应，病情有异常变化要及时就诊。

3.护理评价

患者腹泻、腹痛缓解，无发热、营养不良，体重增加。

第五节 肝硬化

肝硬化是一种由不同病因引起的慢性进行性弥漫性肝病。病理特点为广泛的肝细胞变性坏死、再生结节形成、结缔组织增生，致使正常肝小叶结构破坏和假小叶形成。临床可有多系统受累，主要表现为肝功能损害和门静脉高压，晚期出现消化道出血、肝性脑病、感染等严重并发症。在我国，肝硬化是常见疾病和主要死因之一。

一、病因与发病机制

（一）病毒性肝炎

主要为乙型病毒性肝炎，其次为丙型肝炎，或乙型加丁型重叠感染，甲型和戊型一般不发展为肝硬化。

（二）血吸虫病

我国长江流域血吸虫病流行区多见。反复或长期感染血吸虫病者，虫卵及其毒性产物在肝脏汇管区刺激结缔组织增生，导致肝纤维化和门静脉高压，称为血吸虫病性肝纤维化。

（三）酒精中毒

长期大量饮酒者，酒精（乙醇）及其中间代谢产物（乙醛）直接引起酒精性肝炎，并发展为肝硬化，酗酒所致的长期营养失调也对肝脏起一定损害作用。

（四）药物或化学毒物

长期服用双醋酚丁、甲基多巴等药物，或长期反复接触磷、砷、四氯化碳等化学毒物，可引起中毒性肝炎，最终演变为肝硬化。

（五）胆汁淤积

持续存在肝外胆管阻塞或肝内胆汁淤积时，高浓度的胆汁酸和胆红素损害肝细胞，导致肝硬化。

（六）循环障碍

慢性充血性心力衰竭、缩窄性心包炎、肝静脉或下腔静脉阻塞等使肝脏长期淤血，肝细胞缺氧、坏死和结缔组织增生，最后发展为肝硬化。

（七）遗传和代谢疾病

由于遗传性或代谢性疾病，某些物质或其代谢产物沉积于肝，造成肝损害，并可致肝硬化，如肝豆状核变性、血色病、半乳糖血症和α_1-抗胰蛋白酶缺乏症。

（八）营养失调

食物中长期缺乏蛋白质、维生素、胆碱等，以及慢性炎症性肠病，可引起营养不良和吸收不良，降低肝细胞对致病因素的抵抗力，成为肝硬化的直接或间接病因。

此外，部分病例发病原因难以确定，称为隐源性肝硬化，其中部分病例与无黄疸型病毒性肝炎，尤其是丙型肝炎有关。自身免疫性肝炎也可发展为肝硬化。各种病因引起的肝硬化，其病理变化和发展演变过程是基本一致的。特征为广泛肝细胞变性坏死，结节性再生，弥漫性结缔组织增生，假小叶形成。上述病理变化造成肝内血管扭曲、受压、闭塞而致血管床缩小，肝内门静脉、肝静脉和肝动脉小分支之间发生异常吻合而形成短路，导致肝血循环紊乱。这些严重的肝内血液循环障碍，是形成门静脉高压的病理基础，且使肝细胞营养障碍加重，使肝硬化病变进一步发展。

二、临床表现

肝硬化发展通常比较缓慢，可隐伏3～5年甚至更长时间。临床上分为肝功能代偿期和失代偿期。

（一）肝功能代偿期

早期症状轻，以乏力、食欲不振为主要表现，可伴有恶心、厌油腻、腹胀、上腹隐痛及腹泻等。

症状常因劳累或伴发病而出现，经休息或治疗可缓解。患者营养状况一般或表现为消瘦，轻度肝大，质地偏硬，可有轻度压痛，轻至中度脾大。肝功能多在正常范围内或轻度异常。

（二）肝功能失代偿期

主要为肝功能减退和门静脉高压所致的全身多系统症状和体征。

1.肝功能减退

（1）全身症状和体征。一般状况与营养状况均较差，乏力、消瘦、不规则低热、面色灰暗黝黑（肝病面容）、皮肤干枯粗糙、水肿、舌炎、口角炎等。

（2）消化道症状。食欲减退、进食后上腹饱胀不适、恶心、呕吐，稍进油腻肉食易引起腹泻，因腹水和胃肠积气而腹胀不适。肝细胞有进行性或广泛性坏死时可出现黄疸。

（3）出血倾向和贫血。常有鼻出血、牙龈出血、皮肤紫癜和胃肠出血等倾向，系肝合成凝血因子减少、脾功能亢进和毛细血管脆性增加所致。贫血可因缺铁、缺乏叶酸和B族维生素、脾功能亢进等因素引起。

（4）内分泌失调。①雌激素增多，雄激素和糖皮质激素减少，肝对雌激素的灭活功能减退，故体内雌激素增多。雌激素增多时，通过负反馈抑制腺垂体分泌促性腺激素及促肾上腺皮质激素的功能，致雄激素和肾上腺糖皮质激素减少。雌激素与雄激素比例失调，男性患者常有性欲减退、睾丸萎缩、毛发脱落及乳房发育；女性患者可有月经失调、闭经、不孕等。部分患者出现蜘蛛痣，主要分布在面颈部、上胸、肩背和上肢等上腔静脉引流区域；手掌大小鱼际和指端腹侧部位皮肤发红称为肝掌。肾上腺皮质功能减退，表现为面部和其他暴露部位皮肤色素沉着。②醛固酮和抗利尿激素增多、肝功能减退时对醛固酮和抗利尿激素的灭活作用减弱，致体内醛固酮及抗利尿激素增多。醛固酮作用于远端肾小管，使钠重吸收增加；抗利尿激素作用于集合管，使水的重吸收增加。水钠潴留导致尿少、水肿，并促进腹水形成。

2.门静脉高压

（1）脾大。门静脉高压致脾静脉压力增高，脾淤血而肿大，一般为轻度至中度大，有时可为巨脾。上消化道大量出血时，脾可暂时缩小，待出血停止并补足血容量后，脾再度增大。晚期脾大常伴有对血细胞破坏增加，使周围血中白细胞、红细胞和血小板减少，称为脾功能亢进。

（2）侧支循环的建立和开放。正常情况下，门静脉系与腔静脉系之间的交通支很细小，血流量很少。门静脉高压形成后，来自消化器官和脾脏的回心血液流经肝脏受阻，使门—腔静脉交通支充盈扩张，血流量增加，建立起侧支循环。

临床上重要的侧支循环如下。①食管下段和胃底静脉曲张，主要是门静脉系的胃冠状静脉和腔静脉系的食管静脉、奇静脉等沟通开放，常因恶心、呕吐、咳嗽、负重等使腹内压突然升高，或因粗糙食物机械损伤、胃酸反流腐蚀损伤，导致曲张静脉破裂出血，出现呕血、黑便及休克等表现。②腹壁静脉曲张，由于脐静脉重新开放，与附脐静脉、腹壁静脉等连接，在脐周和腹壁可见迂曲静脉以脐为中心向上及下腹壁延伸。③痔核形成，为门静脉系的直肠上静脉与下腔静脉系的直肠中、下静脉吻合扩张形成，破裂时引起便血。

（3）腹水。是肝硬化肝功能失代偿期最为显著的临床表现。腹水出现前，常有腹胀，以饭后明显。有大量腹水时患者腹部隆起，腹壁绷紧发亮；患者行动困难，可发生脐疝，膈抬高，出现呼吸困难、心悸。部分患者伴有胸腔积液。

腹水形成的因素如下。①门静脉压力增高使腹腔脏器毛细血管床静水压增高，组织间液回吸收减少而漏入腹腔。②低清蛋白血症系指血浆清蛋白<30g/L，肝功能减退使清蛋白合成减少及蛋白质摄入和吸收障碍，低清蛋白血症时血浆胶体渗透压降低，血管内液外渗。③肝淋巴液生成过多，肝静脉回流受阻时，肝内淋巴液生成增多，超过胸导管引流能力，淋巴管内压力增高，使大量淋巴液自肝包膜和肝门淋巴管渗出至腹腔。④抗利尿激素及继发性醛固酮增多，引起水钠重吸收增加。⑤肾脏因素，有效循环血容量不足致肾血流量减少，肾小球滤过率降低，排钠和排尿量减少。

3.肝脏情况

早期肝脏增大，表面平滑，质中等硬；晚期肝脏缩小，表面可呈结节状，质地坚硬；一般无压痛，但在肝细胞进行性坏死或并发肝炎和肝周围炎时可有压痛。

三、并发症

（一）上消化道出血

上消化道出血为本病最常见的并发症。食管下段或胃底静脉曲张破裂，引起突然大量的呕血和黑便，常引起出血性休克或诱发肝性脑病，病死率高。

（二）感染

由于患者免疫力低下、门—腔静脉侧支循环开放等因素，细菌入侵繁殖机会增加，易并发感染如肺炎、胆道感染、大肠杆菌败血症、自发性腹膜炎等。自发性腹膜炎系指无任何邻近组织炎症的情况下发生的腹膜和（或）腹水的细菌性感染。其主要原因是肝硬化时单核吞噬细胞的噬菌作用减弱，肠道内细菌异常繁殖并经由肠壁进入腹膜腔，以及带菌的淋巴液漏入腹腔引起感染，致病菌多为革兰阴性杆菌。患者可出现发热、腹痛、腹胀、腹膜刺激征、腹水迅速增长或持续不减，少数病例发生中毒性休克。

（三）肝性脑病

肝性脑病是晚期肝硬化最严重的并发症。

（四）原发性肝癌

肝硬化患者短期内出现肝脏迅速增大、持续性肝区疼痛、腹水增多且为血性、不明原因的发热等，应考虑并发原发性肝癌，需做进一步检查。

（五）功能性肾衰竭

功能性肾衰竭又称肝肾综合征，表现为少尿或无尿、氮质血症、稀释性低钠血症和低尿钠，但肾无明显器质性损害。主要由于肾血管收缩和肾内血液重新分布，导致肾皮质血流量和肾小球滤过率下降等因素引起。

（六）电解质和酸碱平衡紊乱

1. 低钠血症

长期低钠饮食致原发性低钠血症，长期利尿和大量放腹水等致钠丢失，抗利尿激素增多使水潴留超过钠潴留而致稀释性低钠血症。

2. 低钾低氯血症与代谢性碱中毒

进食少、呕吐、腹泻、长期应用利尿剂或高渗葡萄糖液、继发性醛固酮增多等可引起低钾低氯血症，而低钾低氯血症可致代谢性碱中毒，诱发肝性脑病。

四、护理

（一）护理目标

患者能描述营养不良的原因；遵循饮食计划，保证各种营养物质的摄入；能叙述腹水和水肿的主要原因，腹水和水肿有所减轻，身体舒适感增加；能了解常见并发症防治知识，尽力避免并发症；无皮肤破损或感染，焦虑减轻或消失。

（二）护理措施

1. 一般护理

（1）休息和活动：休息代偿期患者宜适当减少活动、避免劳累、保证休息，当失代偿期出现并发症时患者需卧床休息。

（2）饮食护理：饮食以高热量、高蛋白（肝性脑病除外）和维生素丰富且易消化的食物为主。盐和水的摄入视病情调整，有腹水者应低盐或无盐饮食，钠限制在每日500～800mg（氯化钠1.2～2.0g），进水量限制在每日1 000mL左右。应向患者介绍各种食物的成分，例如高钠食物有咸肉、酱菜、酱油、罐头食品、含钠味精等，应尽量少食用；含钠较少的食物有粮谷类、瓜茄类、水果等；含钾多的食物有水果、马铃薯、干豆、肉类等。评估患者有无不恰当的饮食习惯而加重水钠潴留，切实控制钠和水的摄入量。限钠饮食常使患者感到食物淡而无味，可适量添加柠檬汁、食醋等，改善食品的调味，以增进食欲。禁酒有食管静脉曲张者避免进食粗糙、坚硬食物。避免损伤曲张静脉，食管胃底静脉曲张者应食菜泥、肉末、软食，进餐时细嚼慢咽，咽下的食团宜小且外表光滑，切勿混入糠皮、硬屑、鱼刺、甲壳等，药物应磨成粉末，以防损伤曲张的静脉导致出血。

2. 体液过多的护理

（1）休息和体位：多卧床休息，卧床时尽量取平卧位，以增加肝、肾血流量，改善肝细胞的营养，提高肾小球滤过率。可抬高下肢减轻水肿。阴囊水肿者可用托带托起阴囊，以利水肿消退。大量腹水者卧床时可取半卧位，以使膈下降，有利于呼吸运动，减轻呼吸困难和心悸。

（2）避免腹内压骤增：大量腹水时，应避免使腹内压突然剧增的因素，如剧烈咳嗽、打喷嚏、用力排便等。

（3）用药护理：使用利尿剂时应特别注意保持水电解质和酸碱平衡。利尿速度不宜过快，以每日体重减轻不超过0.5kg为宜。

（4）病情监测：观察腹水和下肢水肿的消长，准确记录出入量，测量腹围、体重，并教会患者正确的测量和记录方法。进食量不足、呕吐、腹泻者，或遵医嘱应用利尿剂，放腹水后更应密切观察。监测血清电解质和酸碱度的变化，以及时发现并纠正水电解质及酸碱平衡紊乱，防止肝性脑病、功能性肾衰竭的发生。

（5）腹腔穿刺放腹水的护理：术前说明注意事项，测量体重、腹围、生命体征，排空膀胱以免误伤；术中及术后监测生命体征，观察有无不适反应；术毕用无菌敷料覆盖穿刺部位，如有溢液可用吸收性明胶海绵处置；术毕缚紧腹带，以免腹内压骤然下降；记录抽出腹水的量、性质和颜色，标本及时送检。

3.活动无耐力的护理

肝硬化患者的精神、体力随病情进展而减退，疲倦乏力、精神不振逐渐加重，严重时因衰弱而卧床不起。应根据病情适当安排休息和活动。代偿期患者无明显的精神、体力减退，可参加轻工作，避免过度疲劳；失代偿期患者以卧床休息为主，但久卧易引起消化不良、情绪不佳，故应视病情安排适量的活动，活动量以不感到疲劳、不加重症状为度。

4.皮肤护理

肝硬化患者因常有皮肤干燥、水肿，有黄疸时可有皮肤瘙痒和长期卧床等因素，易发生皮肤破损和继发感染。除常规的皮肤护理、预防压疮措施外，应注意沐浴时避免水温过高，或使用有刺激性的皂类和沐浴液，沐浴后可使用性质柔和的润肤品，以减轻皮肤干燥和瘙痒；皮肤瘙痒者给予止痒处理，嘱患者勿用手抓搔，以免皮肤破损。

5.心理护理

护理人员应关心患者，及时了解并减轻各种焦虑，鼓励其说出心中的顾虑与疑问，护士应耐心倾听并给予解答。

6.健康指导

（1）心理指导：护士应帮助患者及其家属掌握本病的有关知识和自我护理方法，分析和消除不利于个人和家庭应对的各种因素，家属应理解和关心患者，细心观察、及早识别病情变化。当患者出现性格、行为改变等可能为肝性脑病的前驱症状时，或消化道出血等其他并发症时，应及时就诊。定期门诊随诊。

（2）休息指导：保证身心两方面的休息，应有足够的休息和睡眠，生活起居有规律。活动量以不加重疲劳感和其他症状为度。应注意情绪的调节和稳定。在安排好治疗、身体调理的同时，勿过多考虑病情，遇事豁达开朗。

（3）生活指导：注意保暖和个人卫生，预防感染。切实遵循饮食治疗原则和计划，安排好营养食谱。

（4）用药指导：按医师处方用药，加用药物需征得医师同意，以免服药不当而加重肝脏负担和肝功能损害。应向患者详细介绍所用药物的名称、剂量、给药时间和方法，教会其观察药物疗效和不良反应。例如，服用利尿剂者，如出现肢体软弱无力、心悸等症状时，提示低钠低钾血症，应及时就医。

（三）护理评价

患者能自己选择符合饮食治疗计划的食物，保证每日所需热量、蛋白质、维生素等营养成分的摄入；能陈述减轻水钠潴留的有关措施，正确测量和记录出入量、腹围和体重，腹水和皮下水肿及其引起的身体不适有所减轻；能按计划进行活动和休息，活动未致疲乏感加重，活动耐力增加；皮肤无破损和感染，瘙痒感减轻或消失。

第三章

心胸外科疾病护理

第一节　胸部损伤

胸廓由胸椎、胸骨、肋骨和肋间组织组成，外有胸壁和肩部肌肉，内有胸膜。上口由胸骨上缘和第1肋组成，下口为膈所封闭，主动脉、胸导管、奇静脉、食管和迷走神经以及下腔静脉穿过各自裂孔进入腹腔。膈肌是重要呼吸肌，吸气时变为扁平以增加胸腔容量。

纵隔为两肺间的胸内空隙，前为胸骨，后为胸椎，两侧为左、右胸膜。除两肺外，胸内器官均居于纵隔。纵隔的位置有赖于两侧胸膜腔压力的平衡。

胸膜腔左、右各一。胸膜有内、外两层，即脏层和壁层，两层间为潜在的胸膜腔，只有少量浆液。腔内压力一般为$-0.98 \sim -0.79$kPa（$-10 \sim -8$cmH$_2$O），如负压消失肺即萎陷，故在胸部损伤或开胸手术后，保持胸膜腔内的负压至关重要。

一、病因与发病机制

胸部损伤一般根据是否穿破壁层胸膜，造成胸膜腔与外界相通而分为闭合性损伤和开放性损伤两类。闭合性损伤多由暴力挤压、冲撞或钝器打击胸部引起，轻者造成胸壁软组织挫伤或单根肋骨骨折，重者可发生多根多处肋骨骨折或伴有胸腔内器官损伤；开放性损伤多为利器或枪弹伤所致，胸膜的完整性遭到破坏，导致开放性气胸或血胸，并常伴有胸腔内器官损伤，若同时伤及腹部脏器，称为胸腹联合伤。

二、临床表现

（一）胸痛

胸痛是胸部损伤的主要症状，常位于受损处，伴有压痛，呼吸时加剧。

（二）呼吸困难

胸部损伤后，疼痛可使胸廓活动受限、呼吸浅快。血液或分泌物堵塞气管、支气管，肺挫伤导致肺水肿、出血或淤血，气、血胸使肺膨胀不全等均致呼吸困难。多根多处肋骨骨折，胸壁软化引起胸廓反常呼吸运动，则加重呼吸困难。

（三）咯血

小支气管或肺泡破裂，出现肺水肿及毛细血管出血者，痰中常带血或咯血；大支气管损伤者，咯血量较多，且出现较早。

（四）休克

胸内大出血、张力性气胸、心包腔内出血、疼痛及继发感染等，均可导致休克的发生。

（五）局部体征

因损伤性质和轻重而不同，可有胸部挫裂伤、胸廓畸形、反常呼吸运动、皮下气肿、骨摩擦音、伤口出血、气管和心脏向健侧移位征象。胸部叩诊呈鼓音或浊音，听诊呼吸音减低或消失。

三、护理

（一）护理目标

（1）患者能采取有效的呼吸方式或维持氧的供应，肺内气体交换得到改善。

（2）患者掌握正确的咳嗽排痰方法，保持呼吸道通畅和胸腔闭式引流的效果。

（3）维持体液平衡和血容量。

（4）疼痛缓解或消失。

（5）患者情绪稳定，解除或减轻心理压力。

（6）防治感染，及时发现或处理并发症。

（二）护理措施

1.严密观察生命体征和病情变化

如患者出现烦躁、口渴、面色苍白、呼吸短促、脉搏快弱、血压下降等休克表现时，应针对导致休克的原因加强护理。失血性休克的患者，应监测中心静脉压，迅速补充血容量，维持水、电解质和酸碱平衡。对开放性气胸，应立即在深呼气末用无菌凡士林纱布及厚棉垫加压封闭伤口，以避免纵隔扑动。张力性气胸则应迅速在患者锁骨中线第2肋间行粗针头穿刺减压，置管行胸腔闭式引流术，以降低胸膜腔压力，减轻肺受压，改善呼吸和循环功能。

经以上措施处理后，病情无明显好转，血压持续下降或一度好转后又继续下降，血红蛋白、红细胞计数、血细胞比容持续降低，胸穿抽出血很快凝固或因血凝固抽不出血液，X线检查显示胸膜腔阴影继续增大，胸腔闭式引流抽出血量≥200mL/h，并持续>3h，应考虑胸膜腔内有活动性出血；咯血或咳大量泡沫样血痰，呼吸困难加重，胸腔闭式引流有大量气体溢出，常提示肺、支气管严重损伤，应迅速做好剖胸手术准备工作。

2.多肋骨骨折

应紧急行胸壁加压包扎固定或牵引固定，矫正胸壁凹陷，以消除或减轻反常呼吸运动，维持正常呼吸功能，促使伤侧肺膨胀。

3.保持呼吸道通畅

严密观察呼吸频率、幅度及缺氧症状，给予氧气吸入，氧流量2~4L/min。鼓励和协助患者有效咳嗽排痰，痰液黏稠不易排出时，应用祛痰药以及超声雾化或氧气雾化吸入。疼痛剧烈者，遵医嘱给予止痛剂。及时清除口腔、上呼吸道、支气管内分泌物或血液，可采用鼻导管深部吸痰或支气管镜下吸痰，以防窒息。必要时行气管切开呼吸机辅助呼吸。

4.解除心脏压塞

疑有心脏压塞患者，应迅速配合医生施行剑突下心包穿刺或心包开窗探查术，以解除急性心脏压塞，并尽快准备剖胸探查术。术前快速大量输血、抗休克治疗。对刺入心脏的致伤物尚留存在胸壁，手术前不宜急于拔除。如发生心搏骤停，须配合医生急行床旁开胸挤压心脏，解除心脏压塞，指压控制出血，并迅速送入手术室继续抢救。

5.防治胸内感染

胸部损伤尤其是胸部穿透伤引起血胸的患者易导致胸内感染，要密切观察体温的变化，定时测体温。在清创、缝合、包扎伤口时注意无菌操作，防止伤口感染，合理使用抗生素。高热患者给予物理或药物降温。患者出现寒战、发热、头痛、头晕、疲倦等中毒症状，血常规示白细胞计数升高，胸穿抽出血性浑浊液体，并查见脓细胞，提示血胸已继发感染形成脓胸，应按脓胸处理。

6.行闭式引流

行胸腔穿刺或胸腔闭式引流术患者，按胸腔穿刺或胸腔闭式引流常规护理。

7.做好生活护理

因伤口疼痛及带有各种管道，患者自理能力下降，护士应关心体贴患者，根据患者需要做好生活护理。协助患者床上排大小便，做好伤侧肢体及肺的功能锻炼，鼓励患者早期下床活动。

8.做好心理护理

患者由于意外创伤的打击，对治疗效果担心，对手术恐惧，患者表现为心情紧张、烦躁、忧虑等。护士应加强与患者沟通，做好心理护理。向患者及其家属解释各项治疗、护理过程，愈后情况及手术的必要性，提供有关疾病变化及各种治疗信息，鼓励患者树立信心，积极配合治疗。

第二节　血胸

一、概述

胸部穿透性或非穿透性创伤，由于损伤了肋间或乳内血管、肺实质、心脏或大血管而形成血胸。根据出血的量血胸分为少量血胸、中量血胸、大量血胸，具体见图3-1。成人胸腔内积血量在0.5L以下，称为少量血胸；积血0.5～1L为中量血胸；积血1L以上，称为大量血胸（图3-1）。内出血的速度和量取决于出血伤口的部位及大小。肺实质的出血常能自行停止，但心脏或其他动脉出血需要外科修补。

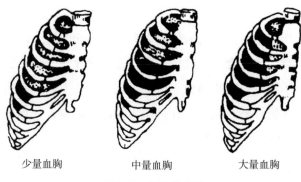

少量血胸　　　中量血胸　　　大量血胸

图3-1　血胸的分类

二、护理评估

（一）临床症状的评估与观察

患者多因失血过多处于休克状态，胸膜腔内积血压迫肺及纵隔，导致呼吸系统功能障碍，患者严重缺氧。血胸还可能继发感染引起中毒性休克，如合并气胸，则上胸部叩诊鼓音，下胸部叩诊浊音，呼吸音下降或消失。

（二）辅助检查

根据病史体征可做胸腔穿刺，如抽出血液即可确诊，行胸部X线检查可进一步证实。

三、护理措施

（一）维持有效呼吸

1.半卧位，卧床休息

膈肌下降利于肺复张，减轻疼痛及非必要的氧气需要量。如有休克应采取中凹卧位。

2.吸氧

根据缺氧状态给予鼻导管及面罩吸氧，并及时发现患者有无胸闷、气短、烦躁、发绀等缺氧症状以及皮肤、黏膜的情况。

3.协助患者翻身，鼓励深呼吸及咳痰

为及时排出痰液可给予雾化吸入及化痰药，必要时吸痰以排出呼吸道分泌物，预防肺不张及肺炎的发生。

（二）维持正常心排血量

（1）迅速建立静脉通路，保证通畅。

（2）持续监测中心静脉压，遵医嘱快速输液、输血、给予血管活性药物等综合抗休克治疗。

（3）严密观察有无胸腔内出血征象：脉搏增快，血压下降；补液后血压虽短暂上升，又迅速下降；胸腔闭式引流量>200mL/h，并持续2h以上。必要时开胸止血。

（三）病情观察

（1）严密监测生命体征，注意意识、瞳孔、呼吸的变化。

（2）观察是否有休克的征象及症状，如皮肤苍白、湿冷、烦躁不安、血压过低、脉搏浅快等。若有立即通知医生并安置1条以上的静脉通路输血、补液，并严密监测病情变化。

（3）如出现心脏压塞（呼吸困难、心前区疼痛、面色苍白、心音遥远）应立即抢救。

（四）胸腔引流管的护理

严密观察失血量，补足失血及预防感染。如有进行性失血、生命体征恶化应做开胸止血手术，清除血块以减少日后粘连。

（五）心理护理

（1）提供安静舒适的环境。

（2）活动与休息：保证充足睡眠，劳逸结合，逐渐增加活动量。

（3）保持排便通畅，不宜下蹲过久。

│ 第三节　气胸 │

一、概述

胸膜腔内积气称为气胸。气胸是利器或肋骨断端刺破胸膜、肺、支气管或食管后，空气进入胸腔所造成。气胸分3种。一是闭合性气胸，即伤口伤道已闭，胸膜腔与大气不相通。二是开放性气胸，胸膜腔与大气相通。可造成纵隔扑动：吸气时，健侧胸膜腔负压升高，与伤侧压力差增大，纵隔向健侧移位；呼气时，两侧胸膜腔压力差减少，纵隔移向正常位置，这样纵隔随呼吸来回摆动的现象，称为纵隔扑动。三是张力性气胸，即有受伤的组织起活瓣作用，空气只能入不能出，胸膜腔内压不断增高如抢救不及时，可因急性呼吸衰竭而死亡。

二、护理评估

1. 临床症状评估与观察

（1）闭合性气胸：小的气胸多无症状。超过30%的气胸，可有胸闷及呼吸困难；气管及心脏向健侧偏移；伤侧叩诊呈鼓音，呼吸渐弱，严重者有皮下气肿及纵隔气肿。

（2）开放性气胸：患者有明显的呼吸困难及发绀，空气进入伤口发出"嘶嘶"的响声。

（3）张力性气胸：重度呼吸困难，发绀，常有休克，颈部及纵隔皮下气肿明显。

2. 辅助检查

根据上述指征，结合胸部X线检查即可确诊，必要时做患侧第2肋间穿刺，常能确诊。

三、护理措施

（一）维持或恢复正常的呼吸功能

1. 半卧位，卧床休息

膈肌下降利于肺复张、疼痛减轻及增加非必要的氧气需要量。

2. 吸氧

根据缺氧状态给予鼻导管及面罩吸氧，并及时发现患者有无胸闷、气短、烦躁、发绀等缺氧症状以及皮肤、黏膜的情况。

3. 协助患者翻身

鼓励其深呼吸及咳痰，及时排出痰液，可给予雾化吸入及化痰药，必要时吸痰，排出呼吸道分泌物，预防肺不张及肺炎的发生。

（二）皮下气肿的护理

皮下气肿在胸腔闭式引流第3～7日可自行吸收，也可用粗针头做局部皮下穿刺，挤压放气。纵隔气肿加重时，要在胸骨柄切迹上做一个2cm的横行小切口。

（三）胸腔引流管的护理

1.体位

半卧位，利于呼吸和引流。鼓励患者进行有效的咳嗽和深呼吸运动，利于积液排出，恢复胸膜腔负压，使肺复张。

2.妥善固定

下床活动时，引流瓶位置应低于膝关节，运送患者时双钳夹管。引流管末端应在水平线下2～3cm，保持密封。

3.保持引流通畅

闭式引流主要靠重力引流，水封瓶液面应低于引流管胸腔出口平面60cm，任何情况下不得高于胸腔，以免引流液逆流造成感染。高于胸腔时，引流管要夹闭。定时挤压引流管以免阻塞。水柱波动反映残腔的大小与胸腔内负压的大小。其正常时上下可波动4～6cm。如无波动，患者出现胸闷气促、气管向健侧移位等肺受压的症状，应疑为引流管被血块堵塞，应挤捏或用负压间断抽吸引流瓶短玻璃管，促使其通畅，并通知医生。

4.观察记录

观察引流液的量、性状、颜色、水柱波动范围，并准确记录。若引流量≥200mL/h，并持续2h以上，颜色为鲜红色或红色，性质较黏稠、易凝血则疑为胸腔内有活动性出血，应立即报告医生，必要时开胸止血。每日更换水封瓶并记录引流量。

5.保持管道的密闭和无菌

使用前注意引流装置是否密封，胸壁伤口、管口周围用油纱布包裹严密，更换引流瓶时双钳夹管，严格执行无菌操作。

6.脱管处理

如引流管从胸腔滑脱，立即用手捏闭伤口处皮肤，消毒后油纱封闭伤口协助医生做进一步处理。

7.拔管护理

24h引流液量<50mL，脓液量<10mL，胸部X线检查示肺膨胀良好、无漏气，患者无呼吸困难即可拔管。拔管后严密观察患者有无胸闷、憋气、呼吸困难、切口漏气、渗液、出血、皮下气肿等症状。

（四）急救处理

1.积气较多的闭合性气胸

经锁骨中线第2肋间行胸膜腔穿刺，或行胸膜腔闭式引流术，迅速抽尽积气，同时应用抗生素预防感染。

2.开放性气胸

用无菌凡士林纱布加厚敷料封闭伤口，再用宽胶布或胸带包扎固定，使其转变成闭合性气胸，然后穿刺胸膜腔抽气减压，解除呼吸困难。

3.张力性气胸

立即减压排气。在危急情况下可用一粗针头在伤侧第2肋间锁骨中线处刺入胸膜腔，尾部扎一橡胶手指套，将指套顶端剪一个约1cm开口，起活瓣作用。

第四节　冠心病

一、概述

冠状动脉粥样硬化性心脏病（冠心病），是指冠状动脉发生严重粥样硬化性狭窄或阻塞，或在此基础上合并痉挛，以及血栓形成，造成管腔阻塞，引起冠状动脉供血不足、心肌缺血或心肌梗死的一种心脏病，简称冠心病。我国虽是冠心病的低发国家，但近年来冠心病发病率和死亡率的逐年上升趋势是不容忽视的。

冠状动脉的病变主要在动脉内膜，病变发展缓慢（一般需要10～15年才能发展成为典型的动脉粥样硬化斑块），在早期无症状，临床不易检出。发病时通常表现为胸骨后的压榨感、闷胀感，持续3～5min，常发散到左臂、左肩、下颌、咽喉部、背部，也可放射到右臂。用力、情绪激动、受寒、饱餐等增加心肌耗氧情况下发作的称为劳力性心绞痛，休息或含服硝酸甘油缓解。若表现为持续性剧烈压迫感、闷塞感，甚至刀割样疼痛，伴有低热、烦躁不安、多汗和冷汗、恶心、呕吐、心悸、头晕、极度乏力、呼吸困难、濒死感，休息和含服硝酸甘油不能缓解，此种情况称为心肌梗死型。冠状动脉阻塞性病变主要位于冠状动脉前降支的上、中1/3，其次为右冠状动脉，再次为左回旋支及左冠状动脉主干，后降支比较少见。

冠心病的外科治疗主要是应用冠状动脉旁路移植术（coronary artery bypass grafting，CABG），又称搭桥。CABG为缺血心肌重建血运通道，改善心肌的供血和供氧，缓解和消除心绞痛症状，改善心肌功能，延长寿命。目前，CABG已成为治疗冠心病最常用和最有效的方法之一。自从美国临床上首例将大隐静脉应用在冠状动脉旁路移植术中取得成功后，大隐静脉作为冠状动脉旁路移植物被广泛应用，从1968年起，作为新发展的外科技术，乳内动脉（internal mammary artery，IMA）得到了广泛的应用。动脉移植物的远期通畅率明显高于自体大隐静脉，可提高手术的远期效果，因此，近年来大力提倡用动脉如胸廓内动脉、胃网膜右动脉、桡动脉等作为冠状动脉旁路移植术的移植物。并且，不用体外循环，在心脏跳动下进行的冠状动脉旁路移植术取得较大进展，加快了患者的恢复，缩短了住院时间，取得了良好的效果。冠状动脉旁路移植术后有90%以上的患者症状消失或减轻，心功能改善，可恢复工作，延长寿命。

二、术前护理

（一）一般准备

1.完成各项检查

各项血标本的检验，包括全血常规、血型、凝血、生化系列、血气分析、尿常规，如近期有心肌梗死者，加做血清酶学检查。辅助检查包括18导联心电图、胸部X线检查、超声心动图、核素心肌显像和冠状动脉选择性造影。

2.呼吸道准备

患者入院3d后，可教患者练习深呼吸和有效咳嗽，每日进行训练直到手术。病情较平稳的患者（重度左主干狭窄和药物不能控制心绞痛的患者可先不参与此项训练），可进行吹气球训练。患者取卧位或坐位，吸氧（氧流量4～5L/min），深吸气后平稳呼气，吹鼓气球。吹的时间尽量长，但以不感憋气为度，以免诱发心绞痛，每次5～10min，每日6～8次。训练期间，应鼓励患者做腹式呼吸。吹气球训练是一种深呼吸运动操，在吸氧的情况下进行，可增加肺活量和肺部功能残气量，提高血氧饱和度，改善心肌缺氧。

3. 术前功能训练

冠状动脉搭桥术常取用大隐静脉作为移植用材料，因此，术前必须保证其完好无损。患者入院后接受健康宣教，了解保护好大隐静脉的重要性。同时指导患者切勿用手抓挠下肢，以免造成表面皮肤的损伤。如有下肢损伤、局部炎症等情况，需制订相应的护理方案。术前进行静脉注射时，为保证手术安全，忌选用双下肢血管进行静脉穿刺。对于长时间站立工作的患者，嘱其穿长筒弹力袜，休息时双下肢适当抬高，以预防下肢静脉曲张。已发生下肢静脉曲张的患者应及早治疗。对于长期卧床的患者，应适当协助其进行床上运动、按摩，经常用温水泡脚，以促进血液循环。

4.常规准备

向患者介绍病情及注意事项，讲清楚避免情绪激动的重要性；向家属讲清手术的必要性及手术中、手术后可能发生的危险情况，术前请家属签字备同种血型。术野备皮，取下肢静脉，包括颈部以下所有部位均需准备，术前晚常规清洁灌肠。保证术前良好睡眠，必要时遵医嘱口服催眠药。

（二）其他疾病的治疗

患者如合并其他疾病，应进行内科治疗，做好如下准备。择期手术患者术前应停用抗血小板药5d，防止术后出血，糖尿病的患者术前应控制血糖在6～8mmol/L。高血压是冠心病的诱发原因之一，尤其是舒张压与冠心病的发作呈因果关系，故保持血压稳定至关重要，理想血压控制在120/75mmHg。药物控制血压同时，避免紧张、激动。不宜用力咳嗽、排便，注意卧床休息。

有心绞痛发作的患者，应将硝酸甘油片放置于患者易拿取的地方，并指导患者硝酸甘油的正确保存方法和重要性。吸烟患者，术前3周戒烟。呼吸功能不全者或出现呼吸道感染的患者，给予相应的治疗，控制感染、改善呼吸功能后方可手术。

对于急诊入院患者，应即给予吸氧2～3L/min，限制活动，绝对卧床休息。床边心电监测，维持静脉通道，按医嘱使用硝酸甘油0.5～2μg/（kg·min）持续微量注射泵泵入，使用时需用避光注射器、避光延长管及避光头皮针，定时巡视。严格控制液体的入量，避免加重心脏负荷。保持环境安静舒适，减少对患者的不良刺激，以免诱发心绞痛发作。紧急做好配血及备皮准备。

（三）术前心理准备

冠心病是一种心身疾病，其发病、转归均与心理社会因素有关。因此，充分认识冠心病患者性格、心理特点，在冠心病的围术期过程中加强心理护理，对促进冠心病患者的康复有着重要意义。需要做到以下几个方面：①热情接待新入院的患者；②关心体贴患者；③满足患者的需要，遵医嘱，坚持治疗，树立患者恢复健康的信心，增加应变能力，帮助患者合理使用健康的适应行为，制止不良的适应行为；④解除紧张情绪，避免因过度焦虑、恐惧而引起疾病的变化。

（四）术前访视

冠心病旁路移植术后的患者都需要进入重症监护室（ICU）进行监护，待生命体征等各项指标平稳，符合转出标准时再返回普通病房。研究表明，不少患者进入ICU后，难以适应这个陌生、密闭而且与外界隔绝的环境，往往容易产生恐惧、焦虑甚至谵妄等一系列精神障碍现象，这种现象被称为ICU综合征。ICU综合征即监护室综合征，是指患者在ICU监护期间出现的以精神障碍为主兼具其他一系列表现，如谵妄状态、思维紊乱、情感障碍、行为和动作异常等的一组临床综合征。国内相关文献报道其发生率为20%～30%，而机械通气患者的发生率高达60%～80%。对ICU患者进行研究表明，发生谵妄的机械通气患者病死率较其他患者明显增高。ICU综合征的出现不但影响患者的康复治疗，也会影响医护人员的工作效率和诊疗工作的开展。有关资料显示，加强术前访视的力度，应用人文护理可避免或减轻ICU综合征的发生。ICU护士可于术前1d前往心外病房访视，尽量避开患者进餐、治疗、休息的时候。首先，阅读病历，了解患者的一般情况。对患者的身体状况、个人性格、文化程度、经济条件有所掌握，对患者作出评估诊断。接下来再到床旁向患者做自我介绍，发放自制卡片，标明术前应注意的相关事项，具体为术前禁食水，防止着凉感冒并戒烟，术晨更换清洁病号服，义齿需在术前取下，贵重物品如首饰、手机、钱、物勿带入手术室，可在术前交家属妥善保管，术前一夜保证充足的睡眠，可遵医嘱适当应用艾司唑仑等药物，晨起排空大小便等，待手术室的护理员来接等内容。

请患者及其家属翻阅ICU自制宣传画报，给患者逐条讲解，让患者充分理解术前准备的必要性，解除思想顾虑，轻松等待手术。由于冠心病患者以中老年患者为主，可交由患者自己阅读，记住照办。如果患者年龄很大，可让家人阅读解释、逐条落实。另外，画报可采用通俗易懂的少量文字，配以颜色鲜艳、生动的图片，可提高患者的阅读兴趣，使患者及其家属了解ICU的工作流程，术后可能出现的不舒服、不适应症状，心理准备。同时，在宣传册中可加入针对患者家属的宣教内容，包括指导患者家属在患者入住ICU期间需要准备的物品和询问病情的方式，知道应该如何配合医护人员的工作等。另外，还可以集中患者及其家属观看ICU自制宣传片，以消除对ICU环境的陌生和恐惧。有需要时，可带领患者更换隔离服进入ICU病房内，熟悉各种监护仪器设备，包括监护仪、呼吸机的报警声音，以免在术后导致患者恐惧。

耐心询问了解患者对手术的认知和顾虑，评估患者的心理状态，并根据评估内容针对患者的职业特点、文化程度、心理素质以及对健康和疾病的不同认识对症下药，有的放矢地进行心理疏导。介绍病房中的成功病例，树立患者的信心。详细解答患者提出的各种问题以提高术前访视的效果，可使患者准备充分积极主动应对手术。

随着医疗改革和医保的普及，患者对医院收费问题很敏感和很重视，所以术前应向患者及患者家属交代有关自费项目，让患者准备好这一部分费用，做到收费合理、实事求是、一视同仁，减少不必要的费用，避免经济纠纷的发生。

术前访视的工作是至关重要的，ICU的术前访视已开展了很多年。ICU护士会不定时地对术前术后患者进行问卷调查，以便随时了解患者及其家属关心和感兴趣的内容。根据内容随时调整和扩充访视所用的卡片和宣传手册。通过对患者的术前访视并进行护理干预，我们发现该方法可有效地减轻患者的焦虑和恐惧情绪，让患者主动配合医护人员并平稳度过在ICU的监护阶段，增强了患者对医护人员的依从性和配合程度，同时也提高了患者及家属的满意度，有利于构建和谐的医患、护患关系。

三、术中配合

提前将手术室温度调至24℃，等待患者进入手术室，防止术中低温引起心室颤动，备好各种抢救器材、药品。用亲切的语言缓解患者的紧张情绪，取得其信任与支持，尽量避免患者由于过分紧张出现亢进症状，如心悸、出汗、烦躁不安、呼吸困难等，以免增加心肌耗氧量，诱发心绞痛甚至心肌梗死。患者入室后建立有效静脉通路，协助患者取仰卧位，胸骨正中对应的背部用小方软垫抬高15°～20°，双腿微屈，膝关节外展，臀下贴好电极板。安全、合理、舒适的体位是手术成功的保障。术中严密观察手术进展，及时提供手术所需物品，调节无影灯及手术床角度，并保证吸引器及血液回收机管道通畅。随时调节压力大小，及时、准确地调整电凝输出功率，取乳内动脉时调至30W/s，开胸和取大隐静脉时调至50W/s。备好30～35℃生理盐水冲洗吻合口，术中采取有效保暖措施，使患者体温维持在36℃以上，避免由于患者体温过低引起心室颤动。

手术室护士要熟练掌握冠状动脉旁路移植术手术特殊器械的性能、用途及使用方法，熟悉冠状动脉解剖及手术程序，术中主动积极配合医生操作，使手术迅速、顺利完成。术中注意妥善保管血管桥，轻拿轻放，保持湿润，防止牵拉及锐器伤，静脉瓣方向应做好标记，剩余血管桥应保留至手术结束。术中搭桥器械精细、尖锐、昂贵，注意防止损坏或误伤手术人员。积极的护理配合是手术顺利进行的保障，有利于促进患者康复。

四、术后护理

（一）术后常规处理

ICU近年有了重大的发展，已成为临床医学的一门新兴学科，专业技术队伍不断壮大，仪器设备不断更新，监测项目更加完善。冠状动脉搭桥术后患者均被安置在心外监护室内进行严密监护。术后监护的目的是让患者尽快恢复到正常的生理状态，可转至普通病房开展治疗护理，并尽可能避免术后并发症的发生。

1. 术后早期处理

（1）术后患者入ICU前，做好准备工作，包括：清洁防压疮床垫的床单位，准备妥当；运行正常的治疗和监测设备，如呼吸机（按照千克体重已完成初调，并试用无误）、监护仪、负压吸引器、人工呼吸器、氧气装置、吸痰管等，使患者及时地处于监测条件下，一旦出现意外，能及时发现和得到处理；配备控制升压药或血管扩张剂的微量输液泵、急救复苏的电除颤等装置、急救或常规必用的药物、常用的输液及冲洗管道的肝素液、主动脉球囊反搏机，各种观察记录表格。

（2）术后回室，患者手术结束后会由手术室送至ICU。回室后，由平车搬到病床之前，要注意血压是否平稳，各管道是否连接牢固。搬动患者时要分工明确，专人托住患者头部，轻抬轻放，避免管道脱落。抬到病床上后，马上连接呼吸机、心电导线、动脉血压、血氧饱和度，听诊双肺呼吸音以确定呼吸机送气正常。待血压处于平稳状态后，更换术中带回药物至ICU输液泵上，理清并保持每条输液管道的通畅。选择中心置管较粗的分支监测中心静脉压，三通连接口处应标示该路输注液体。标示引流刻度，记录各项指标。回室30min后采集血样做血气分析，根据检验回报再次调节呼吸机。

（3）与术中工作人员进行交接班。向麻醉师与外科医生了解手术过程是否平稳，术中所见冠状动脉病变程度、分布，冠状动脉血运重建的满意度以及是否经过体外循环。同时需要交接术中血压、心功能情况、尿量、电解质和酸碱，以及药物用量和反应，手术过程的特殊情况，目前正在使用的药物剂量及配制方法。与手术室护士交接患者的衣物，带回的血制品和药品，交接患者的皮肤情况，各管路是否通畅等内容，并共同填写交接记录单。冠心病患者在ICU的监护项目见表3-1。

表 3-1　冠心病患者在 ICU 的监护项目

生命体征	血流动力学	特殊检查	化验检查	出入量	其他
体温	动脉压	心电图	血尿常规	尿量	血氧饱和度
脉搏	中心静脉压	床旁胸片	电解质	胸腔引流量	呼气末二氧化碳
呼吸	肺动脉嵌压 / 左心房压	床旁心脏彩超	血气分析		
神态	心排血量 / 心排血指数		血尿素氮 / 肌酐		
其他	外周血管阻力		心肌酶 / 肌钙蛋白		

2. 冠状动脉旁路移植术后处理

冠状动脉旁路移植术后处理与一般心脏手术后的处理原则相同，即维持生命体征的平稳，其特殊性是必须保持心脏血氧供需平衡、水和电解质平衡及酸碱平衡。针对左心功能状态不同的患者，术后处理侧重点有所不同。左心功能良好的患者，术后生命体征大多平稳，处理的重点是保持心脏血氧供需平衡，减慢心率和放宽负性肌力药物的运用。左心功能不全的患者，如缺血性心肌病，合并大的室壁瘤及严重的瓣膜病变，术后着重维护和提高心功能，通过维持适当的血压水平及保证心脏供血来实现心脏血氧供需平衡，减慢心率。

（1）保持心脏血氧供需平衡，补充血容量。冠心病的病理基础是由于冠状动脉发生严重粥样硬化性狭窄或阻塞而引起的心脏氧供需不平衡，因此术后保证心脏氧供，减少氧的消耗非常重要。导致心脏供氧量减少的原因通常包括血容量不足、低心排血量综合征、心脏压塞、循环负荷过重、呼吸道阻塞、胸腔积液等。而血压高、心率快、躁动、高热等原因导致了搭桥术后患者的耗氧量增多。针对上述原因，冠状动脉搭桥术后早期应控制收缩压在90～120mmHg，观察患者引流量的多少，如无出血倾向，可控制收缩压至150mmHg以下。由于冠心病患者术前多有高血压病史，术后可静脉应用硝酸甘油、盐酸乌拉地尔、硝普钠等药物控制血压。维持中心静脉压在6～12cmH$_2$O，保持容量平衡，纠正低心排，保持呼吸道通畅，给予患者充分的镇静、镇痛，必要时可应用肌松剂。持续监测体温，如体温过高时，给予物理降温，若降温效果不佳，可遵医嘱用药退热。

（2）保持电解质和酸碱平衡。冠状动脉搭桥术后，维持电解质平衡对于预防心律失常非常重要。通常每4h查血钾1次，如果有异常，应每1～2h复查1次。血清钾的浓度应控制在4.0～5.0mmol/L。低血钾症应在短时间内纠正，可在中心静脉处持续泵入6%氯化钾溶液，在肾功能不良和尿量较少时，应适当减速。成人患者，每补给2mmol氯化钾可提高血钾0.1mmol/L。当血钾高于6.0mmol/L时，有心脏骤停的危险，应给予利尿剂、高渗葡萄糖加胰岛素、钙剂、碱性药物，使血钾迅速降至正常水平。临床上一般容易忽视对镁剂的补充，它对室性心律失常有抑制作用，并能扩张冠状动脉。血清镁应维持在1.3～2.1mmol/L，在2～4h内可补充硫酸镁5g。

（3）呼吸系统的管理。搭桥术后患者，通常给予呼吸模式的设置为容量控制。术后早期，如果患者病情稳定，清醒并配合治疗，可应用间歇通气，潮气量设置为8～12mLkg，频率为每分钟10次，呼气末正压（PEEP）5～8cmH$_2$O，以防止肺不张。使用呼吸机期间必须加强气道湿化，湿化液须使用蒸馏水，有利于肺部气体交换，防止纤毛干燥而不利于痰液的排除。若湿化使用生理盐水，会导致氯化钠颗粒沉积在气管壁上，影响纤毛活动。湿化吸入温度要求控制在28～32℃，相对湿度<70%。调整呼吸机参数后，应定时复查血气分析。冠状动脉搭桥术后的患者清醒、循环稳定时，应使患者尽早拔除气管插管，脱离呼吸机，脱机过程太长是最常见的错误。搭桥术后早期拔管可改善静脉回流，降低右心负荷，并增加左心室充盈，从而增加心排血量。可促进患者更早咳痰，排出痰液，减少肺部并发症，缩短住ICU时间，最终节省医疗开支。拔除气管插管的指标，应根据患者的具体临床表现及各项监测指标决定，当患者意识清醒，可完全配合治疗，肌力正常后可考虑拔除气管插管。另外，需要血流动力学稳定、无出血并发症、无酸中毒及电解质紊乱，具体拔管指征见表3-2。

表 3-2　拔管指征

神经系统	意识清醒
	服从命令
	没有脑卒中并发症
血流动力学	稳定
	无出血并发症或胸腔引流量 <200mL/h
	平均动脉压 70 ～ 100mmHg
	适量肌松药物或主动脉球囊反搏并非禁忌证
呼吸系统	pH ≥ 7.32
	PaO2>80mmHg（FiO2=50%）
	自主呼吸时 PaCO2<55mmHg
	潮气量 >5mL/kg
	吸气负压 >-25cmH2O
放射影像学	无大量积液、积气
	无大面积肺不张
	血清钾浓度 4.0 ～ 4.5mmol/L

（二）术后并发症的观察与处理

1. 低心排血量综合征（LOCS）

冠状动脉搭桥术后出现LOCS是非常危险的，它会引起血管收缩或移植血管的痉挛，加之血管移植物内血流量的减少，从而加重心肌缺血，进一步导致心排血量的减少，最后造成难以扭转的低血压状态。低心排量可增加手术死亡率和术后并发症发生率，如呼吸衰竭、肾衰竭、神经系统并发症等。冠状动脉搭桥术后，发生LOCS的最常见原因为低血容量，可由过度利尿、失血、外周血管过度扩张、心肌收缩功能不良、外周循环阻力增强等原因造成。其他常见原因还包括心脏压塞、心律失常和张力性气胸。

（1）临床表现。烦躁或精神不振、四肢湿冷发绀、甲床毛细血管再充盈减慢、呼急促、血压下降、心率加快、尿量减少<0.5mL/（kg·h）、血气分析提示代谢性酸中毒。

（2）预防和处理。术后早期应用正性肌力药物（如多巴胺、多巴酚丁胺）等扩血管药，补足血容量，纠正酸中毒，预防LOCS的发生。一旦临床表现提示出现低心排血量综合征，应立即报告医生，详细分析，找出原因，尽早作出相应处理。补充血容量，纠正酸中毒，减轻组织水肿，保持容量平衡。每隔30～60min复查血气，观察分析器发展趋势，给予相应治疗。若药物治疗无效，要及时应用主动脉内球囊反搏（IABP），改善冠状动脉灌注，保护左心功能。

2.心律失常

（1）心房颤动和扑动。心房颤动是冠状动脉搭桥术后最常见的心律失常。美国胸外科学会（STS）报道，心房颤动发生率为20%～30%。一般发生在术后2～3d，通常为阵发性，但可反复发作。多数心脏外科医生认为，冠状动脉搭桥术后心房颤动是一个较严重的问题，它对血流动力学有一定的影响。心房颤动通常由外科损伤、手术引起的交感神经兴奋、术后电解质和体液失平衡、缺血性损伤及体外循环时间过长等引起。

预防和处理具体如下。①心律的监测：术后心律、心率的变化，对高龄、术前有心功能不良或心房颤动病史等的高危患者进行重点监护。②术后尽早应用β受体阻滞剂，预防性给予镁剂。若患者已出现心房颤动，治疗的首要任务是控制心室率，然后进行复律治疗，尽量恢复并维持室性心律。

（2）室性心律失常。冠状动脉搭桥术后的偶发室性期前收缩，其通常不需要治疗。而出现室性心律失常如室性心动过速、心室颤动，术后并不常见，一般发生在术后1～3d。产生的主要原因如下：①围术期心肌缺血和心肌梗死；②电解质紊乱，如低血钾和低血镁症；③血肾上腺素浓度过高；④术前已有左心室室壁瘤和严重的收缩功能减退。对大多数患者来说，术后室性心律失常及其诱发因素是能被纠正的。

预防和处理具体如下。①维持水电解质及酸碱平衡：术后早期常规每4h检查血气离子1次，根据检验回报补充离子、调整内环境。常规应用镁剂，即使血镁正常，应用镁剂不仅可有效控制室性心律失常，还可以扩张冠状动脉，增加冠状动脉血流。②给予患者充分镇静，由于强心药物，并应用利多卡因等抗心律失常药物。

3.急性心肌梗死

由于手术技术和心肌保护技术的改善，冠状动脉搭桥术后的心肌梗死已不常见。不稳定性心绞痛患者其术后心肌梗死发生率高于稳定性心绞痛患者。发生的原因可能与以下因素有关：心肌血管重建不彻底，术后血流动力学不稳定，移植血管病变。

预防和处理具体如下。减少心肌氧耗，保证循环平稳；血流动力学支持、标准的药物治疗、纠正电解质紊乱和心律失常。术后早期，给予患者保暖有利于改善末梢循环并稳定循环，继而保护心肌供血，能有效防止心绞痛及降低心肌梗死再发生。对于心肌梗死继发低心排血量的患者，应尽早放置主动脉内球囊反搏或心室辅助装置，提供血流动力学支持，减轻心脏负荷。

4. 出血

冠状动脉搭桥术后的出血发生率为1%～5%，主要原因为外科手术因素和患者凝血功能障碍、长时间体外循环、高血压和低温等。患者引流量大于每小时200mL，持续3～4h，临床上即认为有出血并发症。

预防和处理具体如下。术前对于稳定性心绞痛患者，提前1周停用抗血小板药物。对于不稳定性心绞痛患者，可改为低分子肝素抗凝。术后严格控制收缩压在90～100mmHg。定时挤压引流，观察引流的色、质、量，静脉采血检查激活全血凝固时间（ACT），使其达到基础值范围，确认肝素已完全中和。若出现大量快速出血，血压下降，应立即床旁紧急开胸止血。

5. 急性肾衰竭

患者行冠状动脉搭桥术之前，若存在肾功能不全、高龄、瓣膜手术史、糖尿病、严重左心室功能不全等情况，术后极易出现急性肾衰竭的并发症。它在术前血清肌酐正常的患者的发生率为1.1%，而术前血清肌酐升高患者的发生率为16%，其中20%的患者需行连续性肾脏替代治疗（CRRT治疗）。急性肾衰竭增加手术死亡率，可高达40%左右，并延长住院时间，增加患者负担。

预防和处理具体如下。对于有肾衰竭危险因素的患者，术前应避免使用肾毒性的药物。若术前出现血清肌酐升高者，在病情允许的情况下，可适当延迟手术时间，待血清肌酐值控制在较合适的范围内时，再行手术治疗。术前需合理限制液体入量以减少肾损害。术后小剂量应用多巴胺2～3μg/（kg·min），可扩张肾动脉，增加肾灌注。若患者出现严重的急性肾衰竭症状，应及早给予连续性血液净化支持，不能等到出现血流动力学紊乱、多脏器功能衰竭时才开始应用，宜早不宜迟。

6. 脑卒中

脑卒中是造成冠状动脉搭桥术后并发症和死亡的主要原因之一。据Puskas多中心调查研究，脑卒中发生率为6%～13%。临床上将脑损害分为Ⅰ型和Ⅱ型。Ⅰ型为严重的永久的神经系统损伤，发生率为3%，死亡率可达到21%。Ⅱ型为轻度脑卒中，患者出院时可恢复神经系统和肢体功能，发生率为3%，死亡率为10%。

预防和处理具体如下。早期的脑卒中治疗只是支持疗法，预防才是关键。造成术后脑卒中的原因有：升主动脉粥样硬化；心房颤动；术前近期心肌梗死和脑血管意外；颈动脉狭窄；体外循环等。术后需每小时观察并记录瞳孔及对光反射，麻醉清醒患者，观察其四肢活动情况；出现脑卒中的患者，头部冰帽降温，降低氧耗，防止或减轻脑水肿，使用甘露醇、激素、利尿剂、清蛋白，神经细胞营养剂和全身营养支持。若患者出现抽搐，应立即给予镇静剂和肌松剂抑制抽搐。定时给予患者翻身、叩背，促进痰液排除防止肺部感染。

7. 主动脉球囊反搏（IABP）的应用

主动脉球囊反搏是机械辅助循环方法之一，是通过动脉系统植入一根带气囊的导管到降主动脉内做锁骨下动脉开口远端，在舒张期气囊充气，主动脉舒张压升高，冠状动脉流量增加，心肌供氧增加；在心脏收缩前气囊排气，主动脉压力下降，心脏后负荷下降，心脏射血阻力减少，心肌耗氧量下降，以此起到辅助衰竭心脏的作用。对于冠状动脉搭桥术后出现心力衰竭、心肌缺血及室性心律失常等并发症而药物不能控制者，应及早使用IABP。但是由于IABP是有创植入性操作，并且使用期间需维持ACT在较高的水平。因此，在使用IABP期间易出现并发症，延长患者的住院时间。据文献报道，应用IABP的并发症发生率为13.5%～36.0%，可出现下肢缺血、球囊破裂、感染、出血、血肿、栓塞、动脉穿孔、主动脉夹层等并发症。预防与处理如下。

（1）下肢缺血。下肢缺血为多见的并发症，与IABP管堵塞动脉管腔或血管内血栓脱落栓塞影响下肢供血有关，表现为IABP术后，患侧疼痛、肌肉萎缩、颜色苍白、末梢变凉、足背动脉消失。

术前应选用搏动较好的一侧植入导管；选择合适的型号；适当抗凝；持续搏动，不能停，以防止停搏时在气囊表面形成血栓在搏动时脱落。术后每15min对比观察双侧足背或胫后动脉搏动，注意患肢皮肤的温度、颜色变化。抬高下肢，4～6h行功能锻炼，以促进下肢血液循环。遵医嘱给予肝素化，每2～4h监测ACT，调整ACT在正常值的1.5倍左右。给予患者翻身时，避免患侧屈膝屈髋，防止球囊管打折引起停搏。若出现机器报警，应立即处理，避免机器停搏导致患者出现生命体征变化。

（2）球囊破裂。主要原因为在插入气囊导管时，尖锐物擦划气囊；动脉粥样硬化斑块刺破气囊；动脉内壁有突出的硬化斑块，气囊未全部退出鞘管或植入锁骨下动脉内形成打折、弯曲，该部位膜易打折破裂。

术前应常规检查气囊有无破裂，避免接受尖锐、粗糙物品。了解患者血管造影是否有斑块，了解术中置IABP管是否困难。临床表现为反搏波形消失，导管内有血液流出。一旦发现，立即停止反搏拔出气囊导管，否则进入气囊内的血液凝固，气囊将无法拔出，只能通过动脉切开取出。

（3）感染。常见于动脉切开植入导管。术后需加强无菌操作，及时更换被血、尿污染的敷料，并密切观察IABP置管处伤口有无红、肿、热、痛等感染征象。同时每日监测体温、血常规的动态变化情况，如有异常及时报告。遵医嘱全身及切口局部应用抗生素。

（三）术后康复护理

冠状动脉搭桥术后患者，尽早进行科学的康复锻炼对术后顺利恢复有很大的帮助。有效的康复锻炼可以扩张冠状动脉，在一定程度上预防冠脉搭桥的狭窄和闭塞，促进血液循环，促进伤口愈合，促进心功能恢复，预防肺部、消化道等各器官并发症发生，使患者尽快恢复正常生活。并且，随着患者活动量的逐步增加，不仅可有效预防深静脉血栓形成，还能改善血流动力学状态。患者在由ICU转回病房后，病情趋于平稳，除进行必要的抗生素和相关药物治疗外，需加强康复护理。

为了有效地进行肺部扩张，尽早恢复吹气球训练，方法同术前，可防止肺不张，减轻肺间质水肿。据报道，此项训练能明显改善缺氧和二氧化碳潴留。吹气球训练的同时，配合定时雾化吸入每日4次，每次15min。雾化吸入后痰液稀释，较易咳出，此时可鼓励患者咳嗽，惧怕切口疼痛是患者不愿意咳嗽的主要原因，可采取胸带固定伤口、护士协助按压伤口等方法缓解咳嗽时引起的疼痛。同时，可教会患者采取"抱胸式"咳嗽的方法，即鼓励患者深吸气后双手交叉抱于胸前，每当用力咳出时，双手用力向身体内抱胸，此方法可减轻咳嗽时震动引起的疼痛，并且患者可自行控制抱胸的时机和力度。

鼓励患者进食高蛋白、高热量饮食，既为康复训练储备能量也可促进手术刀口的愈合。由ICU转回病房24～48h后，在患者体力允许情况下，护士协助患者在床上慢慢坐起，待适应后再缓慢移到床边，直到搀扶站起。切记，患者由于卧床时间较长，初次活动会感到乏力、头晕、四肢无力，同时还要谨防发生直立性低血压。早期活动可搀扶离床短距离步行，72h后根据患者体力和心功能的恢复情况逐渐加大活动量，可沿病房走廊步行。若扩胸运动导致患者牵拉伤口引起疼痛，为防止关节僵硬，可鼓励患者多做一些柔软的伸展运动，例如，上肢缓慢拾起，举过头顶或者两手缓慢平举，以不引起疼痛为宜，逐步增加动作幅度。

鼓励患者生活自理包括洗脸、刷牙、自己进餐和大小便等，可促进上肢功能锻炼，又在一定程度上增加了运动量。此时，嘱患者多进食易消化食物，排便时切勿用力，如厕时动作宜迟缓防止血压骤升骤降发生意外。患者一旦生活自理能力恢复后，既满足了患者自我实现的需求，又增加了患者的自信心，利于患者心态的调整、病情的恢复。

在进行康复锻炼时，要求患者逐渐加大运动量，不可急于求成，应以患者能自我耐受、不感过度疲劳、无心悸气短、不诱发心律失常和剧烈胸痛为度。

第四章

神经外科疾病护理

第一节 神经外科管道技术及护理

在整个外科领域中，神经外科的手术风险、术后并发症和病残率最高，这是由中枢神经系统的组织结构和其生理功能的重要性与复杂性决定的。颅内留置引流管，就像一个窗口，由此可以了解颅内变化，对于观察病情有着非常重要的意义。

一、颅脑的解剖特点

神经系统分为中枢部和周围部。中枢部包括脑和脊髓，又称中枢神经系统（CNS）；周围部是指脑和脊髓以外的神经成分，包括脑神经、脊神经和内脏神经，又称周围神经系统（PNS）。为了便于理解神经外科的管道置放的位置，下面重点叙述颅脑的解剖。

（一）头皮

头皮组织由表及里分为表皮、皮下组织、帽状腱膜层、腱膜下疏松结缔组织和颅骨骨膜5层。头皮的血供较丰富、皮下组织有致密的纤维隔，其内血管断裂不易回缩，因此切开头皮或头皮裂伤后出血较多。

（二）颅骨

颅骨是保护脑部的坚硬骨骼，由8块颅骨围成颅腔，分别是枕骨、蝶骨、筛骨、额骨各1块，顶骨、颞骨各2块，正常情况下起到保护脑组织的作用。当颅内出血形成血肿或脑组织肿胀使颅内体积增大时，颅骨的完整性便成为有害的因素，造成颅内高压，压迫脑组织，威胁人的生命。

（三）脑膜

脑膜是包围在大脑外的一层保护膜，且延伸至脊髓。由外至内分别是硬脑膜、蛛网膜和软脑膜。

1.硬脑膜

硬脑膜为厚而坚韧的一层纤维膜，连接蛛网膜之外而紧贴于颅骨骨膜上，其功能是保护大脑和脊髓。硬脑膜在颅骨的某些部位反折成褶形成大脑镰，分隔两侧大脑半球，形成小脑幕，分隔大脑和小脑。颅底骨折时，易撕破硬脑膜和蛛网膜，造成脑脊液外漏。

2.蛛网膜

蛛网膜是一层贴在硬脑膜的深面、无血管的、具有防水性的透明薄膜，围绕着整个中枢神经系统。蛛网膜和软脑膜之间的腔隙称为蛛网膜下腔，腔内充满脑脊液，此处更富有脑内大多数血管，血管分支穿过软脑膜到达脑内，供应血液。蛛网膜下腔在某些地方腔隙较大，称为池。重要的池有小脑延髓池和终池，后者位于脊髓下端至第二骶椎，是临床常用的穿刺部位。

3.软脑膜

软脑膜紧贴在脑和脊髓的表面，为一柔软富有血管的黏膜层。在第三和第四脑室的顶及侧脑室的内侧壁，软脑膜和脑室上皮相贴，并和其中所含血管共同突入脑室形成脉络丛，它是产生脑脊液的地方。

（四）脑脊液

（1）脑脊液是无色透明的液体，充满脑室和蛛网膜下腔，总量为100～200mL。

（2）脑脊液保护着脑部组织和脊髓，大脑组织可在脑脊液中自由地浮动。

（3）脑脊液的形成与循环：①脑脊液由脑室中的脉络丛分泌；②脑脊液流经侧脑室、室间孔进入第三脑室，再经中脑水管进入第四脑室，在此第四脑室与脊柱的中心管连接；③自第四脑室有通往蛛网膜下腔的开口，脑脊液可流经整个脊髓和脑部；④正常的脑脊液循环是脑脊液不断产生又回到血液的流动过程，它维持着一定的颅内压。

（4）脑脊液循环如发生障碍，可发生脑积水，引起颅内压增高。

（5）脑脊液中含有少量蛋白质、淋巴细胞和一定量的氯化物。当发生颅内病变时，这些物质的含量可发生改变，脑脊液也由透明度变为浑浊，因此脑脊液检查有助于颅内疾病的诊断。

（五）脑血管

1.脑的动脉

脑的动脉来源于颈内动脉和椎动脉，供给大脑的血液。

（1）颈内动脉发出眼动脉后分支供给脑部血液。其主要分支有大脑前动脉、大脑中动脉和后交通动脉。

（2）两侧椎动脉合成基底动脉，供给小脑和脑干的血液，主要分支有小脑下后动脉、小脑下前动脉、小脑上动脉和小脑后动脉。

（3）大脑动脉环由小脑后动脉、后交通动脉、颈内动脉、大脑前动脉和前交通动脉在脑底吻合成环状，又称为基底动脉环或Willis环，有调节血流的作用。

2.脑的静脉

脑的静脉不与动脉伴行，可分为浅静脉和深静脉。

（1）浅静脉位于大脑表面，收集大脑皮质来的血液，其中最大的分支是大脑中静脉。

（2）深静脉收集大脑深部来的血液，合成一个短粗的干，称为大脑大静脉。

（3）静脉血流由上到下，先流至大静脉窦，再流至颈静脉。大脑的静脉主要是汇集来自脑部的血液，是硬脑膜窦内静脉血的主要来源。

（六）脑组织

脑组织可分为大脑、间脑、小脑和脑干4部分，其中脑干包括中脑、脑桥和延髓。

1.大脑

（1）大脑是脑部最大的部分，可分为两个半球，它们的表面布满深浅不同的沟，沟与沟之间的隆起称回，每一个半球都有3条比较深而恒定的沟，即外侧沟、中央沟和顶枕沟。

（2）每个半球均有大脑皮质形成的一个表层膜，大脑皮质的主要脑叶有额叶、顶叶、颞叶、枕叶和岛叶。

（3）侧脑室为大脑半球内的腔，左右对称，内有脉络丛分泌脑脊液，脑脊液经左、右两室间孔流入第三脑室。

2.间脑

间脑分为上丘脑、丘脑、后丘脑、底丘脑和下丘脑。间脑的室腔为第三脑室，向下连接中脑水管，向上经室间孔连接侧脑室。

3.小脑

上方隔着小脑幕与枕叶相邻，前方是桥脑和延髓。其主要功能是保持躯体平衡，调节肌张力和协调随意运动。

4.脑干

（1）自上而下由中脑、脑桥、延髓组成。脑桥和延髓背面与小脑相连，它们之间的室腔为第四脑室。

（2）脑神经核除嗅神经、视神经外，其余皆位于脑干内。

（3）在脑神经核与其余一些核团以及纤维束以外的区域，有许多胞体和纤维交错排列，称为脑干网状结构。它负责调节肌紧张，维持大脑皮质的兴奋性水平，调节各种内脏活动和脊髓的其他运动。

（4）脑干损伤的特点：意识障碍、去皮质强直、同侧脑神经麻痹及对侧偏瘫、两侧瞳孔极度缩小。

二、硬膜下引流管的护理

（一）适应证

（1）急慢性硬膜下血肿或积液者，经开颅或钻孔引流手术后，通过引流管把颅内的血肿或积液引流出来。

（2）硬膜下脓肿或脑脓肿者，行脓肿清除或穿刺引流术，通过引流管引流出脓液。

（3）颅内大量积气者，通过引流管引出气体，降低颅内的压力，减轻患者的头痛。

（4）颅内疾病行开颅手术，在关颅前因各种原因未缝合脑膜者，如减压手术和颅后窝手术，通过放置引流管达到引流残留血液的目的。

（二）置管方法

1.开颅手术时置管

依次切开头皮、颅骨及硬脑膜，清除血肿或摘除肿瘤，止血后关闭颅腔，硬膜下放置引流管一根，缝扎固定于头皮上，切口处引出，外接引流袋。

2.血肿钻孔引流时置管

切开头皮，在额、顶骨钻两个直径1.5～2cm的骨窗，"十"字形切开硬脑膜，随着慢性或亚急性硬膜下血肿自引流管引流后，经2根引流管用大量生理盐水冲洗引流残余血肿，外接引流袋。

3.脑脓肿穿刺引流时置管

切开头皮，在靠近脓肿的部位钻开颅骨；切开硬脑膜，穿刺脓肿，抽出脓液，并反复多次用含有庆大霉素的生理盐水冲洗脓腔；放置引流管，缝合创口；外接引流袋。

（三）护理

1.体位

开颅手术后的患者，麻醉清醒后取半卧位或抬高床头15°～30°，以利于颅内静脉回流，减轻脑水肿。若全身麻醉未清醒或呈昏迷状态，则取健侧卧位或仰卧位头偏向一侧。慢性硬膜下血肿钻孔引流术后，为利于脑组织复位和血肿腔闭合，采取头低脚高位或去枕平卧位，引流袋低于伤口悬吊于床头下面，有利于保护伤口和引流液排出。

2.躁动不安或昏迷的患者

使用约束带约束四肢，防止活动或翻身时，拉脱引流管。当患者下床活动时应暂时夹闭引流管，以防止过度引流或引流液逆流。

3.观察并记录引流液的颜色和引流量

引流液通常呈浅红色；若为暗红色提示陈旧性血肿；引流液呈鲜红色提示有活动性出血；引流液过浅或无色时，提示为脑脊液；引流液中有黄色黏液，提示脑内脓液；颅内积气者，引流管内则有气泡引出。

4.为预防发生感染

需保持引流管通畅和伤口处敷料干燥。若引流物突然变少，可能为引流管阻塞，用手指顺着引流袋轻轻按压即可；若伤口处敷料渗湿，应随时更换。每日还应在无菌条件下更换引流袋1次，应避免引流液倒流，并用无菌纱布包裹接口处，必要时留取引流液进行细菌培养或药敏试验。

5.拔管

（1）拔管指征：①慢性硬膜下血肿钻孔引流术的患者，于术后3～5d引流液减少时拔除引流管；②脑脓肿行穿刺引流的患者，经反复向脓腔内注入药物冲洗，检查证实脓腔闭合后再拔除引流管；③多数患者于术后24～48h内拔除引流管。

（2）拔管方法：先拔低位引流管，并用手指紧压导管在皮下行经的通道，以免空气逸入颅内。如果在高位引流管处，还有空气存在，可用注射器轻轻抽吸，边抽边退，因低位导管已经拔出，不会再将空气吸入，待引流管完全拔除后，立即结扎缝合伤口，最后用消毒敷料覆盖。

（四）健康教育

（1）术后1周内绝对卧床休息，避免长时间与人交谈，不探视。

（2）注意保持引流管通畅，防止管道受压、扭曲、折叠或脱落。

（3）按医嘱继续服用药物，特别是抗癫痫的药物不得擅自停服、漏服或改服其他药。

（4）清醒无吞咽困难者应进食高热量、高蛋白、高维生素、易消化的食物。吞咽困难或持续昏迷者，细心鼻饲饮食，以保证营养的供给。

（5）出院指导：保持情绪稳定，养成良好生活习惯，定期复查，如有头痛、呕吐、意识改变、原肢体功能下降等应及时就诊。

三、硬膜外引流管的护理

（一）适应证

适应证包括：硬膜外血肿；颅内疾病行开颅手术，在脑膜缝合后，需要放置引流管引流残留血液。

（二）置管方法

开颅手术时置管：逐层切开头皮、颅骨和硬脑膜，清除血肿或摘除肿瘤，严密止血后关闭颅腔。缝合或修补硬脑膜，硬膜外放置引流管1根，缝扎固定于头皮上，切口处引出，外接引流袋。

（三）护理

1.体位

全身麻醉未清醒或处于昏迷状态时，取侧卧位或仰卧位头偏向一侧；麻醉清醒后取半卧位或平卧，抬高床头15°～30°，以利于颅内静脉回流，减轻脑水肿。

2.固定和保护引流管

引流袋低于切口悬吊于床头下，以利于引流液的顺利排出。引流管长度适宜，防止活动或翻身时拉脱。

3.观察并记录引流液的颜色和引流量

正常引流液呈浅红色，若为鲜红色，则表示尚有活动性出血。

4.保持引流管通畅和伤口敷料干燥

每日在无菌条件下更换引流袋1次，用无菌纱布包裹接口处，预防感染。

5.拔管

（1）拔管指征：术后24～48h，引流液逐渐减少时可拔除引流管。

（2）拔管方法：注意切口处有无脑脊液漏出，要挤出皮下积液，待引流管完全拔除后，结扎缝合孔口，用消毒敷料覆盖。

（四）健康教育

（1）术后1周内绝对卧床休息，避免长时间交谈、探视。

（2）注意保持引流管通畅，防止管道受压、扭曲、折叠或脱落。

（3）按医嘱继续服用药物，特别是抗癫痫药物不得擅自停服、漏服或改服其他药。

（4）清醒无吞咽困难者应进食高热量、高蛋白、高维生素、易消化的食物。吞咽困难或持续昏迷者，细心鼻饲饮食，以保证营养的供给。

（5）定期复查，如有头痛、呕吐、意识改变、肢体功能下降等应及时就诊。

四、脑室引流术及其管道护理

脑室引流术是经颅骨钻孔或锥孔行脑室穿刺放入引流管，将超过正常容量的脑脊液排出脑室外，以降低颅内压力的技术。常用于急性颅内高压的治疗，动态观察脑积水，颅底脑脊液漏口。

（一）适应证及目的

（1）侧脑室、丘脑、第二或第三脑室、脑桥小脑角等处的肿瘤以及颅内动脉瘤患者，手术后放置导管行脑室或脑池或瘤腔外引流，有助于控制颅内压力，也可引出血性脑脊液以减轻头痛，预防恶心、呕吐、发热反应和脑血管痉挛，防止脑室系统阻塞。

（2）因颅内压升高而威及生命，患者出现昏迷、一侧或双侧瞳孔散大、呼吸困难时，如急性脑积水，需紧急做脑室引流以缓解颅内高压。

（3）进行脑室内治疗，如向脑室内注入抗生素控制感染，或向脑池内注入尿激酶溶解血块，防治脑血管痉挛。

（4）开颅手术中为降低颅内压，使脑组织减张，有利于暴露深部结构。

（5）向脑室内注入阳性对比剂行脑室造影，或注入靛胭脂1mL（或酚红1mL），动态观察交通性或梗阻性脑积水，以及颅底脑脊液漏的漏口。

（二）禁忌证

（1）凝血障碍或血小板减少者。

（2）血管通路处有血管畸形等实质性病变，穿刺可能引起出血者。

（3）中线过度偏移，脑室外引流术（EVD）可能会导致脑移位加重者。

（4）硬膜下积脓或脑脓肿患者，穿刺可使感染向脑内扩散者。

（5）弥散性脑肿胀或脑水肿，脑室受压缩小、引流很难奏效者。

（6）严重颅内高压且视力低于0.1者，穿刺需谨慎，因突然减压有造成失明危险。

（三）物品准备

（1）小切开包1个、骨钻、腰椎穿刺针、无菌手套、1%利多卡因5～10mL。

（2）引流管、无菌引流袋、注射器、管夹、三通。

（3）0.5%活力碘、75%乙醇、无菌纱布、棉签。

（四）置管方法

1.置管前准备

常规剃毛、消毒、铺巾、带手套、穿手术衣。

2.麻醉

局部以1%利多卡因麻醉。

3.不同的穿刺部位及穿刺方法

（1）脑室前角穿刺：仰卧，眉间中点向后10～12cm（或发际后2.5cm），中线旁2.5cm处矢状切开头皮直至颅骨（紧急情况下以颅锥直接钻孔），用手摇钻钻孔，切开硬脑膜，腰椎穿刺针与大脑镰平行，向双侧外耳道假想连线穿刺，深达4～5cm即到脑室前角，拔出管芯见脑脊液流出，再留置硅胶导管引流。

（2）脑室枕角穿刺：枕外粗隆上4cm，中线旁开3cm处切开头皮并钻孔，切开硬脑膜，穿刺针头指向同侧眼眶外缘，穿刺深达4～5cm即进入侧脑室后角。

（3）脑室颞角穿刺：在耳轮最高点以上1cm处做皮肤小切口，钻孔并切开硬脑膜后，穿刺针垂直刺入4～5cm即进入侧脑室颞角。

（4）幼儿前囟穿刺：在前囟两外角（距中线1.5～2cm），针头垂直刺入深3～4cm即可穿入脑室。

4.放置引流管

穿刺成功后，放置引流管，缝合头皮，用丝线将引流管固定于头皮上，防止引流管脱出。

5.接上引流袋

用无菌纱布包裹引流管接口处，以外耳道为参照点，设置固定引流的水平高度（图4-1）。

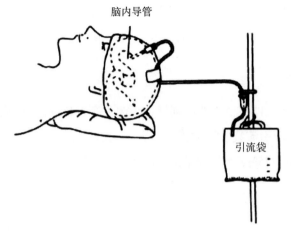

脑内导管

引流袋

图4-1　脑室外引流袋放置的高度

（五）注意事项

（1）脑室穿刺具有一定的危险性，容易发生并发症，应严格掌握适应证。

（2）一般选择非优势侧半球，在离病变部位较远处穿刺。

（3）穿刺必须遵循一定方向，针头刺入脑实质以后，切勿更改方向，穿刺宜缓慢进行，掌握好深度，过深可能误伤脑干或脉络丛而引起出血。针头如遇阻力可略微捻转，但不可强行刺入。

（4）穿刺点或穿刺方向不正确均可能导致穿刺困难，当多次更改方向穿刺仍未能到达脑室时，应放弃穿刺或再作对侧脑室穿刺。

（5）穿刺成功后，应缓慢放出脑脊液，一次放脑脊液不宜过多，减压太快可引起硬脑膜下、硬脑膜外或脑室内出血。

（六）护理

1.术前准备

常规备皮，除紧急情况外，术前需禁食6h，术前半小时肌内注射苯巴比妥0.1g。

2.脑室引流袋的固定

术后早期，引流袋先置于颅骨钻孔水平，后期再放置于床头的下面，引流管的最高点仍应高于脑室15～20cm。保持颅内压在200～250mmH$_2$O，防止过度引流，颅内压骤降引起硬膜下血肿。

3.密切观察

观察患者的意识、四肢活动、瞳孔对光反射变化及生命体征，有无剧烈头痛、频繁呕吐，以判断颅内压情况。

4.观察引流装置

（1）应适当限制患者头部活动，保持引流管通畅，无扭曲、打折、脱出。

（2）控制脑脊液引流量，以每日不超过500mL为宜。如有颅内感染，引流量可相应增加，但应该注意水电解质平衡。

（3）观察脑脊液的性质、颜色。如脑脊液中有大量鲜血，或血性脑脊液由浅变深，提示有脑室内出血。如引流液由清亮变浑浊，伴体温升高，可能发生颅内感染，及时报告医生。

（4）每日定时更换引流袋，并记录24h引流量。

5.并发症的观察及护理

（1）脑室内感染。①严格遵守无菌操作，对暴露在头皮外端的导管及接头，每日用75%乙醇消毒3次，并用无菌纱布覆盖，伤口敷料若有渗湿，应立即更换。②应用抗生素预防感染。③搬动患者时，应先夹闭引流管，防止颅内压急剧波动。防止脑室外引流管与引流袋接头处脱落。若有脱落者，应严格消毒后再连接。④定期行脑脊液检查，做细菌培养。

（2）出血和移位。①限制头部活动，翻身和操作时，避免牵拉引流管。②对躁动者用约束带约束四肢。③密切观察病情变化，若出现剧烈头痛、频繁呕吐或癫痫发生，立即行CT检查。④必要时需手术重置导管。

6.拔管

（1）拔管指征：脑室引流时间为3～7d。拔管前应先抬高引流袋或夹闭引流管24h，观察无颅内压增高的表现时，可予拔管。如出现颅内压增高症状，应立即放低引流袋或开放引流管继续引流，并告知医生。

（2）拔管方法：先夹闭引流管，防止管内液体逆流入脑室而引起感染。注意切口处有无脑脊液漏出，要挤出皮下积液，待引流管完全拔除后，立即缝合伤口，最后用消毒敷料覆盖。

7.拔管后观察

观察患者的意识、瞳孔及体温的变化。伤口处按时换药，并保持头部敷料干燥及床单、枕套的清洁。

（七）健康教育

（1）行脑室外引流前，应向患者及其家属说明其目的及注意事项，以取得配合。

（2）嘱患者引流术后卧床休息3d，若病情稳定可适当活动，下床时应暂时夹闭引流管，以防引流过度。

（3）告诉患者引流过度的表现有出汗、心搏过速、头痛、恶心等，如出现上述反应，立即告知医务人员，以便及时采取措施。

五、侧脑室—腹腔分流术及其管道护理

侧脑室—腹腔分流是将一条柔软的分流导管，一端放在脑室内，另一端置入腹腔内，使脑室内多余的脑脊髓液沿导管安全地流入腹腔，以达到分流脑脊液、降低颅内压的目的。

（一）适应证

各种类型的梗阻性及交通性脑积水。

（二）禁忌证

（1）颅内或腹腔内感染者，或脑部—腹部隧道途经之处有炎症者。

（2）腹水或腹腔内粘连者。

（3）妊娠女性。

（4）脑室或腹腔内有新鲜出血或近期有出血者。

（5）脑脊液中蛋白含量过高，达500mg/L以上。

（三）物品准备

（1）分流导管：要求质地柔软，刺激性小。

（2）颅骨钻、探条、带芯导管针。

（3）尖刀、7号丝线、止血钳、无菌纱布。

（4）分流泵。

（四）置管方法

在无菌条件下按序连接脑室—腹腔分流管，在体外试验其功能正常后，以外耳道上7cm、乳突后3cm为中心点，做一个由额部向枕部的4cm的横切口，用乳突撑开器撑开。颅骨钻孔，彻底止血。用止血钳通过切口向耳后帽状腱膜下层分离，使之形成一耳后皮下腔隙。用湿纱布保护切口。

在腹正中剑突下2cm处做一小切口并分离至皮下。用皮下长通条在皮下向头部切口方向探道，直到头部切口皮肤的帽状腱膜下层。

在头部切口处，用7号双丝线结扎通条头部的尖端。抽出通条，使丝线位于皮下通道内，用丝线结扎腹腔管，将进入腹腔内裂孔端导管用纱布或棉垫包扎，以避免污染。由头部抽出丝线，此时分流管已位于头、颈、胸部皮肤下的隧道内（图4-2A）。

将腹腔内的分流管预留15～20cm，剪去多余的部分，并将管与分流泵的腹腔端相接，用丝线结扎牢固。电凝颅孔中心硬膜，切一个2mm大小的裂孔，并电凝硬膜、软脑膜至脑实质，使之成为一连续密闭的腔隙，使硬膜外腔不与蛛网膜下腔相通。

用中心带导针的脑室管向对侧额角方向的脑组织进针，穿刺深度为术前所测颅骨至脑室的距离，抽出导针，此时可见有脑脊液流出，用小止血钳夹住脑室管末端，阻断脑脊液继续外流。继续向脑室内送管，使脑室管端沿脑室壁向前滑行至预定深度。松开止血钳，观察是否有脑脊液流出。向外抽出3～5cm，剪去多余的引流管，并接到引流泵的脑室端并用丝线结扎。提起帽状腱膜，向皮瓣腔下送分流泵，同时在腹部向下拉腹腔管，在头部向下送脑室管。最后使分流泵正好位于耳后皮下腔内。

检查分流管是否通畅：于耳后皮肤处向下按压分流泵，观察腹腔管端的裂隙处是否有脑脊液向外飞溅，分流泵是否可以自动复位。用双手在颈两侧向内按压颈部，以阻止颈静脉回流，此时可见腹腔管端裂孔处有脑积液如泪珠样滴出，证明各管道通畅。

延长腹部切口切至腹膜时夹住腹膜，并做一个2～3mm的切口，确定为腹腔后，向腹腔内缓慢送腹腔管，勿扭曲打折（图4-2B、C）。

最后缝合及包扎头部和腹部切口，避免缝针时意外割断分流管。

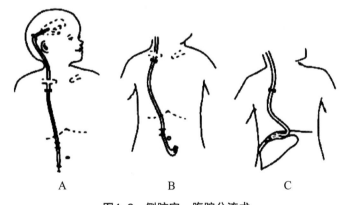

图4-2　侧脑室—腹腔分流术

（五）护理

1.术前准备

头部、颈部、胸部及腹部的手术区备皮；术前禁食6h，禁饮4h；准备好穿刺器材。

2.术后体位

全身麻醉未清醒或昏迷状态取侧卧位或仰卧位头偏向一侧；麻醉清醒后取半卧位或平卧抬高床头15°～30°，有利于颅内静脉回流，减轻脑水肿。

3.保持伤口敷料干燥

如有渗液及时更换。

4.分流泵

按压耳后皮下的分流泵，每日2～3次。

5.观察患者

观察患者的意识、瞳孔、生命体征的变化，注意颅内高压症状有无改善。若出现剧烈头痛、频繁呕吐，应及时汇报并详细记录。

6.其他

意识清楚的患者术后6h可给予流质饮食。

7.并发症的观察及护理

（1）感染。引起感染的原因是多方面的，如分流管及术中无菌技术不严格，暴露时间过久等。应注意体温监测，若术后体温持续升高至38℃以上，周围血象中白细胞增多至（12～20）×10⁹/L，隧道路径区红肿压痛，则说明有感染发生。轻者可行短期抗炎治疗，如炎症继续发展，必须及时拔除分流管以控制炎症。术后出现反应性低热，一般在1周后消失。

（2）腹痛。如果术中或术后伤及内脏等可发生急腹症征象，需及时查清原因予以妥善处理。应注意观察有无腹痛、腹胀等症状。

（3）分流管堵塞。分流管堵塞、扭曲、回缩、打折、压扁、腹腔端被大网膜包裹，均可导致引流不畅。应反复挤压泵，尽力使之通畅。否则需打开伤口，重新调整导管。

（六）健康教育

（1）术后1周内绝对卧床休息，1周后可逐渐下床活动。

（2）注意保持内引流通畅，每日起床前和临睡前按压分流泵2次。

（3）按医嘱继续服用药物，特别是抗癫痫药物不得擅自停服、漏服或改服其他药。

（4）清醒无吞咽困难者应进食高热量、高蛋白、高维生素、易消化的食物。吞咽困难或持续昏迷者，细心鼻饲饮食，以保证营养的供给。

（5）出院指导：保持情绪稳定，养成良好生活习惯，定期复查，如有头痛、呕吐、神志改变、原肢体功能下降等应及时就诊。

六、经颅骨钻孔侧脑室穿刺及压力监测

颅内压（ICP）是指颅内容物对颅腔所产生的压力，常用脑脊液的压力来代表。正常成人ICP为70～200mmH$_2$O，儿童为50～100mmH$_2$O。ICP监护就是将导管或微型压力传感器探头安置于颅腔内，导管与压力传感器的另一端和ICP监护仪连接，将ICP的压力动态变化转化为电信号，显示于示波屏或数字仪上，以便随时监测ICP的一种技术。在做颅内压监测前必须先做脑室液引流术，临床常用的脑室液引流途径有经侧脑室、硬脑膜下、蛛网膜下腔、硬脑膜外等4条途径。

侧脑室穿刺后将导管经充满肝素盐水的延长管与压力传感器相连可监测颅内压，它是最精确可靠的颅内压监测法。

（一）适应证

（1）颅内压监测。

（2）颅内高压时控制脑脊液引流减压。

（二）禁忌证

严重脑水肿、颅内出血或占位性病变，可使侧脑室变窄、变形或移位，难以将导管插入侧脑室内。

（三）物品准备

（1）小切开包1个、骨钻1只、18～20号腰椎穿刺针1根、5号聚乙烯导管1根。

（2）三通1个、长短延长管各1条、镊子、无菌纱布、无菌手套。

（3）0.5%活力碘、乙醇、胶布。

（4）无菌试管和普通试管若干。

（四）方法

1.置管

（1）常规备皮、消毒、铺巾、戴手套、穿手术衣。

（2）以2%利多卡因局部麻醉，然后在眼眶上方冠状缝处切开皮肤、皮下组织。

（3）以骨钻钻开颅骨内外板。

（4）在钻孔处以20号针头刺开硬脑膜，然后改用18～20号有芯腰椎穿刺针头向着外眦方向前进，每前进0.5cm即取出针芯一次以观察有无脑脊液流出。当有脑脊液流出时即停止进针，其深度依年龄而定，一般为3～5cm。

（5）取出穿刺针头，用5号聚乙烯导管灌满生理盐水沿着原穿刺针经过的途径插入侧脑室。导管进入侧脑室的标志是：①导管内原来静止的液体呈搏动性；②放低导管位置脑脊液可自管腔内流出；③抬高导管位置液体可流入侧脑室。

（6）缝合皮肤皮下一针，用丝线固定导管，无菌敷料覆盖伤口。

2.测压

（1）将引流管经三通与压力传感器相连，传感器系统预先注液排气。

（2）将传感器导线连接监护仪，屏幕上会出现颅压数据及波形。

（3）调整传感器位置。传感器上垂直三通的顶点应与室间孔在同一水平，即眉末端与耳廓顶端连线中点。

（4）关闭与引流袋连接的三通，开放传感器上与患者连接的三通即可直接在荧光屏上读出颅内压的数值。通常在20～30min后，数据趋于稳定。

（5）根据颅压高低调节报警范围及颅压波幅。

（6）压力过高时将与引流袋连接的三通打开或降低引流袋的高度，以控制脑脊液的流出速度。

七、蛛网膜下腔螺栓引流及压力监测

（一）物品准备

（1）蛛网膜下腔螺栓：是用不锈钢制成的特殊中空螺栓（图4-3）。

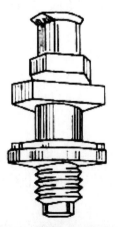

图4-3 蛛网膜下腔螺栓

（2）特制钻头：钻头的螺纹与螺栓螺纹一致。

（3）螺丝：与螺栓配套使用。

（4）其他：孔巾、注射器、2%利多卡因、手术刀、缝线、持针器、20号腰椎穿刺针头。

（二）方法

（1）备皮、消毒、铺巾、戴手套、穿手术衣。

（2）以2%利多卡因局部麻醉后，在冠状缝前做一个与冠状缝平行、长1～2cm的横切口。切口横越瞳孔中线，深达骨膜。

（3）用牵引器牵开皮肤，用骨钻在瞳孔中线处钻孔使其穿透额骨内外板直抵硬脑膜。

（4）拔出钻头，沿钻孔放入蛛网膜下腔螺栓，将螺栓旋转前进直至螺栓上的硅垫与骨外板接触。

（5）取下螺栓芯，用20号腰椎穿刺针通过螺栓孔，刺破硬脑膜放出脑脊液以确保蛛网膜下腔与外界相通。借测压导管将螺栓与压力传感器连接。缝合切口并固定螺栓及导管（图4-4）。

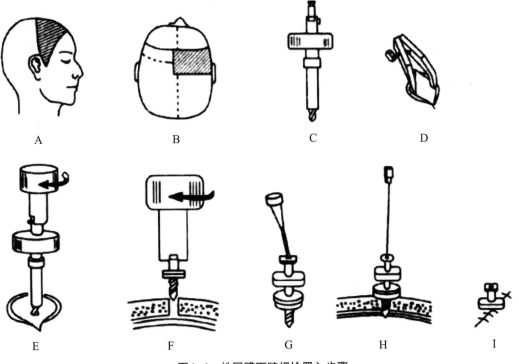

图4-4　蛛网膜下腔螺栓置入步骤

八、腰椎穿刺术及护理

腰椎穿刺术主要用于中枢神经系统炎症、肿瘤、外伤、脑血管疾病的诊断和治疗，并能动态地观察病情。

（一）适应证

（1）发热、意识改变、出现脑膜刺激征或疑有脑膜炎、脑炎。

（2）疑有蛛网膜下腔出血。

（3）疑有颅内转移性肿瘤或白血病。

（4）气脑造影或碘油造影。

（5）鞘内给药。

（二）禁忌证

（1）有明显颅内压增高者，可促使脑疝发生。

（2）穿刺局部有软组织或脊柱化脓感染或结核。

（3）颅底骨折有脑脊液漏者，可增加逆行感染的机会。

（4）休克、呼吸循环衰竭、躁动不安者。

（5）凝血功能障碍及抗凝治疗期间。

（三）物品准备

（1）腰椎穿刺包：穿刺针、无菌手套、玻璃测压管。

（2）治疗盘：0.5%活力碘、75%乙醇、棉签、胶布、2%普鲁卡因或2%利多卡因。

（3）急救药品：20%甘露醇、洛贝林、尼可刹米等。

（4）清洁小瓶或试管3～4个；需做培养者，准备无菌试管。

（5）根据需要备鞘内注射药物。

（四）操作方法

（1）核对患者姓名，向患者解释穿刺目的，用屏风遮挡患者。

（2）协助患者取侧卧位，背部和床面垂直，头颈部前倾，抱膝，使腰椎部后凸、椎间隙增宽，以利进针。

（3）定穿刺点：选腰椎3～4或4～5间隙做好标记。

（4）常规皮肤消毒、铺巾、戴无菌手套、局部麻醉。

（5）术者用左手指尖紧按住两个棘突间隙的皮肤凹陷，右手持穿刺针，于穿刺点下刺入皮下，使针垂直于背平面，或略向头端倾斜缓慢推进，当感到压力突然减低时，针已穿过硬脊膜，再进少许即进入蛛网膜下腔，成人进针深度为4～6cm。

（6）拔出针芯，放出数滴脑脊液，接三通接头和测压管，可见脑脊液在测压管内随呼吸波动，记录脑脊液压力。

（7）取下测压管，用无菌试管接脑脊液2～4mL送检，必要时鞘内注射药物或行药物灌洗。

（8）插入针芯，拔出穿刺针，穿刺点用0.5%活力碘消毒后覆盖无菌纱布，用胶布固定。

（9）新生儿可用头皮针穿刺测压。

（五）护理

（1）术前做普鲁卡因皮试，过度紧张、躁动、有精神症状及小儿患者遵医嘱给予镇静剂。

（2）帮助患者维持有效体位，防止断针等意外发生。

（3）放液时不宜过快。侧卧位腰椎的正常压力为70～180mmH$_2$O，流速为每分钟40～50滴。压力超过200mmH$_2$O，或流速超过每分钟50滴，提示有颅内压增高，可遵医嘱使用脱水剂。

（4）观察脑脊液的性质。正常脑脊液为无色透明液体。血色或粉红色脑脊液常见于穿刺损伤或椎管、颅内有出血性病变。区别方法：用三管连续接取脑脊液，如果管中红色依次变淡，最后转清，则为穿刺损伤出血；如三管皆为均匀一致的血色，则为出血性病变。

（5）穿刺过程中密切观察患者面色、脉搏、呼吸、意识，如有异常及时报告给操作者，采取应对措施。

（6）术毕及时送检脑脊液标本，以免影响检查结果。

（7）术后患者去枕平卧4～6h，防止穿刺后低颅压性头痛。

（8）保护穿刺处敷料，防止潮湿、污染和脱落。

（六）健康教育

（1）术前向患者及其家属说明腰椎穿刺的目的、过程、配合方法及术中可能出现的意外，取得同意后签字。

（2）术前嘱患者排空大小便。

（3）术后24h不宜沐浴，以免感染。

第二节　颅内肿瘤

一、病因

颅内肿瘤发生的原因目前尚未完全清楚，随着分子生物学、细胞生物学和遗传学研究的不断深入，人们对肿瘤发生、发展机制和转归的认识有了长足进步。目前认为诱发肿瘤发生的因素有遗传因素、物理因素、化学因素等。

（一）遗传因素

在人类只有少数几种神经系统肿瘤与遗传有关。神经纤维瘤病、血管网状细胞瘤和视网膜母细胞瘤等有明显的家族发病倾向。这些肿瘤常在一个家族中的几代人出现。胚胎原始细胞在颅内残留和异位生长也是颅内肿瘤形成的一个重要原因，如颅咽管瘤、脊索瘤、表皮样囊肿及畸胎瘤。颅咽管瘤发生于颅内胚胎颅咽管残余的上皮组织，脊索瘤来自脊索组织残余，上皮样囊肿和皮样囊肿来自皮肤组织，而畸胎瘤则来自多种胚胎组织的残余。

（二）物理因素

目前已肯定电离辐射能增加肿瘤的发病率，肿瘤的发生是人和动物接受射线作用后最严重的远期病理变化。

（三）化学因素

动物实验证实，多环芳香烃类化合物和亚硝酸类化合物均可诱发中枢神经系统肿瘤。约95%的化学致癌物进入体内必须经过代谢活化或生物转化才能起到致癌作用，这种致癌物为间接致癌物。大部分化学致癌物为间接致癌物，如多环芳香烃类化合物中的甲基胆蒽、二苯蒽和二苯蒽都能诱发脑瘤；亚硝胺类化合物是很强的致癌物，几乎能引发各类脏器与组织的肿瘤，亚硝胺类化合物是不需要激活的直接致癌物，亚硝胺类的不同化合物能使特有的器官产生一定类型的肿瘤，特别是对中枢神经系统。

二、临床观察

颅内肿瘤90%以上可出现颅内压增高症状，症状的发展通常呈慢性进行性加重，少数有中间缓解期，当肿瘤囊性变或瘤内出血时可表现为急性颅内压增高，严重者或晚期肿瘤者常有脑疝形成。这常是导致患者死亡的直接原因。

（一）颅内压增高与肿瘤的关系

1.肿瘤部位与颅内压增高的关系

中线部位脑室系统肿瘤的颅内压增高症状出现较早，而且程度比较严重，尤其当肿瘤部位邻近室间孔和正中孔等生理狭窄区时，颅内压增高症状出现更早。另外，上述部位的肿瘤还可能在脑室系统生理狭窄区造成活瓣性梗阻，从而引起阵发性急性颅内压增高，临床表现为发作性剧烈头痛或眩晕、喷射状呕吐。发作常与头位有关，因而有的患者被迫使头部维持一种不自然的姿势，即强迫头位。

2.肿瘤性质与颅内压增高的关系

脑实质恶性肿瘤的体积增长速度较快，周围脑组织水肿反应较严重，临床上常出现头痛、呕吐和精神萎靡等症状。眼底检查常有明显的视神经乳头水肿，并伴有眼底出血。

3.患病年龄与颅内压增高的关系

老年患者的颅内压增高症状出现较晚，主要因为老年性脑萎缩使颅内有较充裕的空间代偿肿瘤体积的增长，使老年脑肿瘤患者在较长时间内没有颅内压增高的表现。此外，老年人动脉硬化、脑血流量减少以及脑血管通透性降低等因素，使得早期肿瘤周围的脑水肿反应较轻；即使已形成高颅压，也因为不易出现视神经乳头水肿以及老年人的头痛、呕吐等反应较迟钝，从而容易被忽略。婴幼儿时期颅缝尚未闭合，颅内肿瘤早期可以出现代偿性颅腔容积扩大，临床表现以脑积水征为主。

（二）常见颅内肿瘤的症状评估

1.大脑半球肿瘤

位于大脑半球功能区附近的肿瘤可表现为神经系统定位体征，早期可出现局部刺激症状，如癫痫发作、幻嗅、幻听、幻视等，晚期或肿瘤位于功能区脑内则出现破坏症状，如感觉减退、肌力减弱、视野缺损等。大脑半球肿瘤常见的临床症状有以下几种。

（1）精神症状：主要是人格改变和记忆力减退，最常见于额叶肿瘤，尤其是当肿瘤向双侧额叶侵犯时，精神症状更为明显。此类患者多表现为反应迟钝，生活懒散，近期记忆减退甚至丧失，严重时丧失自制力及判断力，也可表现为脾气暴躁，易激动或欣快，很少出现幻觉和妄想。

（2）癫痫发作：包括全身性发作和局限性发作，抽搐可由一侧肢体开始，甚至局限于单个手指、足趾或一侧口角。癫痫发作以额叶肿瘤最多见。有的病例抽搐发作前可有感觉先兆，如颞叶肿瘤发作前常有幻觉、眩晕的先兆，顶叶肿瘤癫痫发作前可有肢体麻木等异常感觉。

（3）锥体束损害症状：因肿瘤的大小及对运动区损害程度的不同而异，表现为肿瘤对侧半身或单一肢体肌力弱或瘫痪，临床往往最早发现一侧腹壁反射减弱或消失，该侧腱反射亢进，肌张力增加，病理征阳性。

（4）感觉障碍：顶叶肿瘤所致的痛温觉障碍多不明显，即使发现也在肢体的远端，且多数非常轻微。皮质感觉障碍表现为肿瘤对侧肢体的位置觉、两点分辨觉、图形觉等障碍。

（5）失语：失语分为运动性失语和感觉性失语，优势半球额下回受侵犯时患者保留理解语言的能力，但丧失语言表达的能力，称为运动性失语。当优势半球额上回后部受侵犯时，患者虽然保留语言表达的能力，但不能理解语言，称为感觉性失语。

2.蝶鞍区肿瘤

颅内压增高在蝶鞍区肿瘤相对少见，这是因为蝶鞍区肿瘤较早出现视力、视野改变及内分泌改变，易引起患者的注意并及早就诊。

（1）视觉障碍：肿瘤向鞍上发展压迫视交叉可引起视力减退和视野缺损，视力减退多数先由一只眼开始，进行性加重，两眼视力可有较大的差异，最后可导致两眼相继失明。视野缺损的典型表现为双颞侧偏盲。

（2）内分泌功能改变：如性腺功能低下，男性表现为阳痿、性欲减退，女性表现为月经周期延长或闭经。生长激素分泌过盛，在发育成熟前可导致巨人症，发育成熟后表现为肢端肥大症。

3.松果体区肿瘤

松果体区肿瘤多以颅压高为主要症状，这是由于肿瘤位于中脑导水管附近。早期即可引起脑脊液循环障碍。颅压高压常为首发症状，甚至是唯一的临床症状。

4.颅后窝肿瘤症状

颅后窝肿瘤的局部症状可分为小脑半球、小脑蚓部、脑干和桥小脑角等4组症状。

（1）小脑半球症状：主要表现为患侧肢体共济失调，如指鼻试验和跟膝胫试验做不准，轮替试验幅度增大、缓慢、笨拙，步行时手足运动不协调，常向患侧倾倒。

（2）小脑蚓部症状：主要表现为躯干性和下肢远端共济失调，行走时两足分离过远，步态蹒跚或左右摇晃如醉汉。

（3）脑干症状：交叉性麻痹。

（4）桥小脑角症状：耳鸣、听力下降、眩晕颜面麻木、面肌抽搐。

（三）护理措施

1.减轻颅内压升高所致的头痛和意识障碍

对因颅内压增高而头痛的患者，护士要协助患者摆好体位，将床头抬高15°～30°，避免颈部扭曲，以利于颅腔静脉回流。同时要严密监测生命体征，意识的观察对颅压增高的患者尤为重要，观察意识的方法是护士亲自呼唤患者，通过患者的反应作出正确的判断。意识通常分为5级：清醒、嗜睡、朦胧、浅昏迷、深昏迷。因脑水肿也是引起颅内压增高的原因之一，故对脑水肿患者应限制水的入量，对不能进食的患者每日输液量应限制在1 500～2 000mL。因为缺氧可使脑水肿加重，所以昏迷患者要保持呼吸道通畅，护士要加强有效吸痰，对痰液黏稠的患者要加强雾化吸入，以稀释痰液。对围手术期患者，静脉输入甘露醇是降低颅内压、减轻头痛的有效方法之一，护士必须严格遵医嘱在短时间内快速静脉滴注甘露醇，使其迅速进入血液循环，降低颅内压，减轻脑水肿。

2.维护患者的安全，预防外伤的发生

影响患者安全的高危因素有精神症状、癫痫、偏瘫、视力视野障碍，护士要对不同的高危因素采取相应的措施。对有精神症状的患者护士要及时发现，对抑郁型患者要防止跳楼自杀，对躁狂型患者要适当约束，防止自伤和伤害他人。对癫痫患者要防止外伤，在病房洗澡、外出一定要有专人陪护。患者一旦发生癫痫要就地抢救，防止舌咬伤，有口吐白沫者要将头偏向一侧，防止窒息，同时要记录癫痫的发作时间和持续时间，观察癫痫发作的状态，并做客观的记录。对偏瘫、视力视野障碍的患者生活护理要到位，防止因行动不便发生外伤。

3.给予患者及其家属心理支持

患有颅内肿瘤的患者在确诊和知情后便开始焦虑，一旦决定手术治疗又会出现恐惧，所以护士应设法使患者面对疾病，向患者进行相关知识的宣教，护士与患者之间应建立相互信任的关系。若患者围手术期有失语症、一侧肢体偏瘫、同侧偏盲或感觉缺失等局部症状时，需注意随时给予患者心理支持，在日常生活中减少患者的挫折感，经常鼓励患者，同时需给予家属解释与安慰，协同家属帮助患者接受治疗。

4.保持身体清洁

维持身体清洁对预防并发症是很重要的，尤其是老年患者、危重患者、长期昏迷患者皮肤的血液循环很差，易产生压疮，护理上可用温水清洗。此外需保持床单位清洁、干燥与平整，对昏迷患者要做好口腔护理，每日2次。若有义齿应取出。

5.供给适当的营养

脑瘤患者围手术期应采用均衡饮食，并且要摄取足够的肉类蛋白质，对能下地行动的患者应每周测量体重。对不能自行进食的患者，应采用鼻饲管鼻饲喂食。

6.维持排泄管通畅

对留置导尿的患者要保持尿管通畅，每日更换尿袋，每日消毒尿道口。此外，还要维持患者大便通畅，给昏迷和长期卧床的患者定时服用缓泻剂，以预防便秘。

三、开颅手术的术前术后护理

（一）常见护理问题

1.颅内压升高

手术后若发生手术部位出血或脑水肿，即会产生颅内压升高症状。

2.呼吸道不通畅

（1）有些患者在手术前即因意识不清、无法将痰咳出，而造成呼吸道阻塞现象。

（2）由于手术全身麻醉插管的关系其气管内分泌物增多，若患者无法咳出也会造成呼吸道阻塞现象。

3.烦躁不安

患者在手术后有手术部位疼痛和尿潴留等即会出现烦躁不安现象。

4.头皮或皮肤压疮

患者在手术后由于伤口疼痛不能自行翻身，造成局部皮肤长期受压，易形成压疮。

（二）护理目标

维持呼吸道通畅。预防颅内压升高。保持安静，增进身心舒适。预防感染，促进伤口愈合。维持出入量平衡。预防手术后并发症。

（三）护理措施

1.手术前护理

（1）完成一切术前检查，以评估心、肺、肾功能。

（2）鼓励患者及其家属勇敢面对手术。手术室护士应术前访视，向患者讲述手术程序及患者麻醉前应如何配合，以减轻患者在手术间等待期的恐惧心理；ICU护士应做术前访视，并向患者讲述术后麻醉恢复及监护程序；病区护士应鼓励患者或家属说出所担忧的事或对手术所持的期望。

（3）完成手术前准备。手术前1d，病房护士应完成患者的配血或自体输血及抗生素皮试的准备工作，已备术中用血、用药及术后用药。告知患者术前晚12点以后禁食水，以免麻醉中误吸。对术前因心理紧张而导致睡眠不良的患者，要及时请示医生给予镇静剂。手术前1d患者要洗澡、剪指甲、更衣，术前晚剃头，护士要检查头皮是否有损伤或感染。

（4）手术日清晨的准备。患者再次剃头，并用肥皂水清洗干净，告知患者脱去内衣，换上清洁的病服并排空膀胱。护士要检测手术者的体温、脉搏、呼吸，对女患者要询问有无月经来潮，若有发热、月经来潮应急时通知医生。待手术室护士接患者前，病区护士要遵医嘱给术前用药。并准备好病历、CT片、MRI片，手术室护士接患者时应和病区护士共同查对床号、姓名并护送患者进手术室。

（5）特殊手术准备。垂体瘤经蝶入路的患者，术前3d开始用氯麻滴鼻液滴鼻，多贝尔液漱口，手术前1d减去鼻毛。

2.手术后护理

（1）生命体征的观察。患者术后进监护室，如没有监护条件，患者术毕回病房后护士应立即测量血压、脉搏、呼吸、瞳孔，并向麻醉师了解术中的情况。麻醉未清醒前需每15～30min测1次生命体征，如发现瞳孔不等大、血压升高、脉搏和呼吸减慢，应及时通知医生，因可能会出现术后血肿或脑水肿。如为颅后窝开颅的患者要密切观察呼吸的变化，测量呼吸时间不少于1min。

（2）保持呼吸道通畅。①全身麻醉未清醒前安排患者平卧，头偏向无伤口一侧，口中放置通气道并将肩部抬高头向后仰，以防止舌后坠。对有气管插管的患者，护士要注意观察，如出现患者不耐管或咳嗽反射，应及时通知医生拔除气管插管。②护士要及时清除口腔及上呼吸道分泌物，并注意观察呼吸的幅度和频率，有无呼吸困难、发绀、痰鸣音等，如出现呼吸道分泌物堵塞、误吸呕吐物、喉痉挛、严重的舌后坠引起突发梗阻性呼吸暂停，应立即行气管插管或采用16号针头做环甲膜穿刺，再行气管切开、呼吸机辅助呼吸。

（3）循环系统的观察。对手术后患者要准确记录出入量，尤其是脑垂体和下丘脑肿瘤术后，以及早发现有无尿崩症。同时要注意观察患者的皮肤温度、颜色和湿度，根据血压、脉搏、尿量及末梢循环情况调节输液量及速度，对血压过高者应静脉用药以维持正常血压，避免因血压波动而造成术后出血。

（4）维持体温的稳定。因术中大量输液、输血，全身麻醉术后患者多有体温不升，有的出现寒战，所以护士要注意为患者保暖，并定时测量体温。对术后体温过高的患者应设法降低体温，可按医嘱给予退热药物或使用物理降温的方法。

（5）保持安静。手术后应减少不必要、没有意义的刺激，应采取集中护理和治疗。对躁动不安的患者应做好保护，以防发生意外。同时要找出患者不安的原因，因患者出现异常兴奋、躁动不安的临床表现往往提示有术后血肿、水肿等的发生，护士应及早发现并及时通知医生处理。对术后患者要限制探视。

（6）伤口敷料及引流的观察。护士要及时观察伤口敷料的渗血、渗液情况，如渗血、渗液多要及时通知医师检查伤口情况并给予处理。对术后各种引流管护士要妥善固定好，防止脱出，翻身时避免引流管牵拉、扭曲。脑室引流时引流管比头部高出15cm左右，硬膜外、皮下引流时与头部同样高，注意观察引流液的颜色、引流量，引流管内液面波动说明引流通畅，如发现引流不畅应及时通知医生。

（7）协助患者完成基本生理需要。①饮食方面：手术第2日患者能吞咽时可给予进食，开始为流质食·物，根据患者的进食情况逐渐改为正常饮食。②减轻眼周围水肿引起的不适，可用冷敷或凡士林润滑眼睑，若患者眼睑无法闭合可用生理盐水纱布润湿之，以防角膜过度干燥或溃疡。③每1～2h协助患者翻身1次，翻身时检查身体皮肤有无发红或破皮。在骨突处加以按摩，以促进血液循环。④保证营养，避免因营养不良而造成肌肉缺乏弹性。

（8）预防手术后并发症。①癫痫，对手术前有癫痫、手术部位在中央回及颞叶附近者，术后应观察有无癫痫发作，应嘱患者按时服用抗癫痫药。②肺部并发症，对昏迷意识不清的患者平时在翻身时应进行背部叩击，意识清醒者则可鼓励患者深呼吸及有效咳痰。

（9）给予患者及其家属心理支持。患者或其家属在整个病程当中都可能会表现出心理适应危机，甚至会干扰医护活动，如愤怒、不满等，所以在做任何医疗、护理活动之前都应耐心向他们说明，以免因患者家属因知识不足而延误医疗。

第三节　脑膜瘤

一、概述

脑膜瘤是一组起源于蛛网膜层脑膜上皮细胞的中枢神经系统肿瘤。发病率男：女为1：2。一般为单发，多发脑膜瘤偶尔可见，好发部位依次为矢状窦旁、大脑镰、大脑凸面，其次为蝶骨嵴、鞍结节、嗅沟、小脑脑桥角与小脑幕等部位，生长在脑室内者很少，也可见于硬膜外。其他部位偶见。依肿瘤组织学特征，将脑膜瘤分为内皮细胞型、成纤维细胞型、血管瘤型、化生型和恶性型5种类型。

（一）临床表现

1.慢性颅内压增高症状

因肿瘤生长较慢，当肿瘤长到一定体积时才引起头痛、呕吐及视力减退等，少数呈急性发病。

2.局灶性体征

因肿瘤呈膨胀性生长，患者往往以头痛和癫痫为首发症状。根据肿瘤位置不同，还可以出现视力、视野、嗅觉或听觉障碍及肢体运动障碍等。老年患者尤以癫痫发作为首发症状多见，颅内压增高症状多不明显。

（二）辅助检查

1.颅脑CT扫描

典型的脑膜瘤，显示脑实质外圆形或类圆形高密度，或等密度肿块，边界清楚，含类脂细胞者呈低密度，周围水肿带较轻或中度，且有明显对比增强效应。瘤内可见钙化、出血或囊变，瘤基多较宽，并多与大脑镰、小脑幕或颅骨内板相连，其基底较宽，密度均匀一致，边缘清晰，瘤内可见钙化。增强后可见肿瘤明显增强，可见脑膜尾征。

2.MRI检查

同时进行CT和MRI的对比分析，方可得到较正确的定性诊断。

3.脑血管造影

脑血管造影可显示瘤周呈抱球状供应血管和肿瘤染色。同时造影技术也为术前栓塞供应动脉，减少术中出血提供了帮助。

（三）鉴别诊断

需同脑膜瘤鉴别的肿瘤因部位而异，幕上脑膜瘤应与胶质瘤、转移瘤鉴别，鞍区脑膜瘤应与垂体瘤鉴别，桥小脑角脑膜瘤应与听神经瘤鉴别。

（四）治疗

1.手术治疗

手术切除脑膜瘤是最有效的治疗手段，应力争全切除，对受肿瘤侵犯的脑膜和颅骨，也应切除，以求达到根治。

（1）手术原则。控制出血，保护脑功能，争取全切除。对无法全切除的患者，则可行肿瘤次全切除或分次手术，以免造成严重残疾或死亡。

（2）术前准备。①肿瘤血运极丰富者可术前行肿瘤供应血管栓塞以减少术中出血。②充分备血，手术开始时做好快速输血准备。③鞍区肿瘤和颅内压增高明显者，术前数日酌用肾上腺皮质激素和脱水治疗。④有癫痫发作史者，需术前应用抗癫痫药物、预防癫痫发作。

（3）术后并发症。①术后再出血：术后密切观察意识及瞳孔变化，定期复查头部CT早期处理。②术后脑水肿加重：对于影响静脉窦和粗大引流静脉的肿瘤切除后应用脱水药物和激素预防脑水肿加重。③术后肿瘤残余和复发：需定期复查并辅以立体定向放射外科治疗等防止肿瘤复发。

2.立体定向放射外科治疗

因其生长位置，有17%～50%的脑膜瘤做不到全切，另外还有少数恶性脑膜瘤也无法全切。肿瘤位于脑深部重要结构难以全切除者，如斜坡、海绵窦区、视丘下部或小脑幕裂孔区脑膜瘤，应同时行减压性手术，以缓冲颅压力，剩余的瘤体可采用γ刀或X刀治疗，也可达到很好效果。

3.放疗或化疗

恶性脑膜瘤在手术切除后，需辅以化疗或放疗，防止肿瘤复发。

4.其他治疗

其他治疗包括激素治疗、分子生物学治疗、中医治疗等。

二、护理

（一）入院护理

（1）入院常规护理，常规安全防护教育，常规健康指导。

（2）指导患者合理饮食，保持大便通畅。

（3）指导患者肢体功能锻炼，指导患者语言功能锻炼。

（4）结合患者的个体情况，每1～2h协助患者翻身1次，保护受压部位皮肤；如局部皮肤有压红，可缩短翻身的间隔时间，受压部位用软枕垫高减压。

（二）术前护理

（1）每1～2h巡视患者，观察患者的生命体征、意识、瞳孔、肢体活动，如有异常及时通知医生。

（2）了解患者的心理状态，向患者讲解疾病的相关知识，介绍同种疾病手术成功的例子，增强患者治疗信心，减轻焦虑、恐惧心理。

（3）根据医嘱正确采集标本，进行相关检查。

（4）术前落实相关检验、检查报告的情况，如有异常立即通知医生。

（5）根据医嘱进行治疗、处置，注意观察用药后反应。

（6）注意并发症的观察和处理。

（7）指导患者练习深呼吸及有效咳嗽；指导患者练习床上大小便。

（8）指导患者修剪指（趾）甲、剃胡须，女性患者勿化妆及涂染指（趾）甲。

（9）指导患者戒烟、戒酒。

（10）根据医嘱正确备血（复查血型），行药物过敏试验。

（11）指导患者术前12h禁食，8h禁饮水，防止术中呕吐导致窒息；手术前晚进半流食，如米粥、面条等。

（12）指导患者保证良好的睡眠，必要时遵医嘱使用镇静催眠药。

（三）手术当日护理

1.送手术前

（1）术晨为患者测量体温、脉搏、呼吸、血压；如有发热、血压过高、女性月经来潮等情况均应及时报告医生，以确定是否延期手术。

（2）协助患者取下义齿、项链、耳钉、手链、发夹等物品，并交给家属妥善保管。

（3）皮肤准备（剃除全部头发及颈部毛发、保留眉毛）后，更换清洁的病员服。

（4）遵医嘱术前用药，携带术中用物，平车护送患者入手术室。

2.术后回病房

（1）每15～30min巡视患者，注意观察患者的生命体征、意识、瞳孔、肢体活动等，如异常及时通知医生。

（2）注意观察切口敷料有无渗血。

（3）密切观察引流液的颜色、性状、量等情况并记录，妥善固定引流管，引流袋置于头旁枕上或枕边，高度与头部创腔保持一致，保持引流管引流通畅，活动时注意引流管不要扭曲、受压，防止脱管。

（4）观察留置导尿患者尿液的颜色、性状、量，会阴护理每日2次。

（5）术后6h内给予去枕平卧位，6h后可床头抬高，麻醉清醒的患者可以协助床上活动，保证患者舒适。

（6）保持呼吸道通畅。

（7）若患者出现不能耐受的头痛，及时通知医生，遵医嘱给予止痛药物，并密切观察患者的生命体征、意识、瞳孔等变化。

（8）精神症状患者的护理：加强患者安全防护，上床挡，需使用约束带的患者，应告知家属并取得同意，定时松解约束带，按摩受约束的部位，24h有家属陪护，预防自杀倾向，同时做好记录。

（9）术后24h内禁食水，可行口腔护理，每日2次。清醒患者可在口唇覆盖湿纱布，保持口腔湿润。

（10）结合患者的个体情况，每1～2h协助患者翻身，保护受压部位皮肤；如局部皮肤有压红，可缩短翻身的间隔时间，受压部位应用软枕垫高减压。

（四）术后护理

1.术后第1～3日

（1）每1～2h巡视患者，注意观察患者的生命体征、意识、瞳孔、肢体活动等，如发现有头痛、恶心、呕吐等颅内压增高症状及时通知医生。

（2）注意观察切口敷料有无渗血。

（3）密切观察引流液的颜色、性状、量等情况并记录，妥善固定引流管，并保持引流管引流通畅，不可随意放低引流袋，以保证创腔内有一定的液体压力。若引流袋放低，会导致创腔内液体引出过多，创腔内压力下降；脑组织迅速移位，撕破大脑上静脉，从而引发颅内血肿。医生根据每日引流液的量调节引流袋的高度。

（4）观察留置导尿患者尿液的颜色、性状、量，会阴护理每日2次。

（5）术后引流管放置3～4d，引流液由血性脑脊液转为澄清脑脊液时，即可拔管，避免长时间带管形成脑脊液漏。拔除引流管后，注意观察患者的生命体征、意识、瞳孔等变化，切口敷料有无渗血、渗液及皮下积液等，如有异常及时通知医生。

（6）加强呼吸道的管理，鼓励深呼吸及有效咳嗽、咳痰，如痰液黏稠不易咳出可遵医嘱予雾化吸入，必要时吸痰。

（7）术后24h如无恶心、呕吐等麻醉后反应，可遵医嘱进食，由流食逐步过渡到普食，积极预防便秘的发生。

（8）指导患者床上活动，床头摇高，逐渐坐起，逐渐过渡到床边活动（做好跌倒风险评估），家属陪同。活动时以不疲劳为宜。

（9）指导患者进行肢体功能锻炼；进行语言功能锻炼。

（10）做好生活护理，如洗脸、刷牙、喂饭、大小便等，定时协助患者翻身，保护受压部位皮肤，预防压疮的发生。

2.术后第4日至出院日

（1）每1～2h巡视患者，注意观察患者的生命体征、意识、瞳孔、肢体活动等，如发现有头痛、恶心、呕吐等颅内压增高症状及时通知医生；注意观察切口敷料有无渗血。

（2）指导患者注意休息，病室内活动，活动时以不疲劳为宜。对高龄、活动不便、体质虚弱等可能发生跌倒的患者及时做好跌倒或坠床风险评估。

（五）出院指导

1.饮食指导

指导患者进食高热量、高蛋白、富含纤维素、维生素丰富、低脂肪、低胆固醇食物，如蛋、牛奶、瘦肉、新鲜鱼、蔬菜、水果等。

2.用药指导

有癫痫病史者遵医嘱按时、定量口服抗癫痫药物。不可突然停药、改药及增减药量，以避免加重病情。

3.康复指导

对肢体活动障碍者，户外活动须由专人陪护，防止意外发生，鼓励患者对功能障碍的肢体需经常做主动和被动运动，防止肌肉萎缩。

第四节　小脑扁桃体下疝畸形

一、概述

小脑扁桃体下疝畸形又称 Chiari畸形或 Arnold-Chairi畸形，是以颅后窝容积减小、小脑扁桃体向下进入椎管腔为主要病理学特征的先天性发育畸形，严重者除小脑扁桃体向下进入椎管腔外，小脑蚓部、下位脑干和第四脑室等也随之下移，造成导水管和第四脑室变形，枕骨大孔与上颈椎管蛛网膜增厚、蛛网膜下腔狭窄等一系列变化。这些改变的结果可造成脑干和上颈髓受压、后组脑神经和上颈段脊神经根受牵拉和移位，以及脑脊液循环受阻，产生脑积水和脊髓空洞症等继发性改变。

（一）分型

1.Chiari畸形 I 型

临床多以此型为主，小脑扁桃体下端变尖甚至呈舌状或钉状，由枕大孔向下疝入椎管内，但第四脑室保持在枕骨大孔以上。一般无延髓、第四脑室变形和下疝。20%～40%合并脊髓空洞症，多数仅限于颈段；有临床症状者，脊髓空洞症的发生率达60%～90%；可合并脑积水、颅颈交界区畸形如寰枕融合畸形或寰椎枕化。

2.Chiari畸形 II 型

小脑扁桃体、下蚓部与第四脑室下移并疝入椎管，第四脑室变形，疝入颈部的第四脑室扩张可呈泪滴状；延髓和脑桥明显伸长，延髓疝入颈椎管内。颅后窝内结构拥挤：可见顶盖鸟嘴样改变、天幕低位、小脑上疝形成的小脑假瘤征、枕大池极度变小、枕大孔扩大、扁平颅底等；几乎均合并显性或隐性脊椎裂，50%～90%合并脊髓空洞症、脑积水和其他脑畸形，与 I 型的鉴别要点为延髓和第四脑室变形和下疝。

3.Chiari畸形 III 型

III型罕见，为 II 型伴有枕下部或高颈部脑或脊髓膨出，常合并脑积水。

4.Chiari畸形IV型

IV型非常罕见，为严重的小脑发育不全或缺如，脑干细小，颅后窝大部分充满脑脊液，但不向外膨出，该型后小脑发育不良。III、IV型多于新生儿期发病。

（二）临床表现

1.无症状期

并非所有具有小脑扁桃体下疝畸形影像学特征的患者都会出现临床症状，有些患者可能终生不出现症状。突向枕骨大孔下方的小脑扁桃体对脑干或上颈髓产生压迫，或由于小脑扁桃体长期在脑脊液搏动压力驱动下反复与周围组织摩擦，产生局部蛛网膜增厚、粘连，出现脑脊液循环受阻，并加重局部脑干受压后，即可能出现明显的临床症状，即进入症状期。

2.症状期

小脑扁桃体下疝畸形出现临床症状的年龄段多在20岁以后，儿童及青少年出现症状者较少。本病临床表现缺乏特异性，症状轻重似与小脑扁桃体下疝程度关系不大，主要取决于小脑扁桃体和枕骨大孔之间的比值。该比值除受疝入的小脑扁桃体的大小影响外，也受枕骨大孔区骨结构异常的影响。该比值越小，反映延髓颈髓受压程度就可能越重，而临床症状也相应较重。最常见的症状是枕下头痛，通常表现为颈项部疼痛，向上可放射到头顶甚至到眼眶后部，向下放射到颈部和肩胛部，常在用力、屏气、头位改变时加重。女性患者可在月经前的1周头痛加重。其次是眼部症状，表现为间断性眶后疼痛或压迫感、视物模糊、闪光、畏光、复视和视野缺损等，但神经眼科学检查往往正常。耳部症状也很常见，包括头晕、平衡障碍、眼球震颤、耳部压迫感、耳鸣、听力减退或听觉过敏、眩晕等。有头晕或眩晕的患者在检查时，可能有低频的神经性听力丧失，以及不同程度的前庭功能障碍。

3.其他临床表现

（1）延髓和颈髓受压症状。主要表现为四肢、尤其是下肢肌力下降，肌张力增高，出现病理反射等，在合并有颅底陷入症，尤其是延髓颈髓前方受压者，更易出现此种临床表现。

（2）小脑受压症状。多见于颅后窝容积过小者。

（3）后组脑神经功能障碍。表现为呛咳、吞咽困难和声音嘶哑等症状。

除以上表现外，小脑扁桃体下疝畸形的临床表现还取决于是否合并有其他继发改变，如脊髓空洞症、脑室系统梗阻、椎基底动脉供血不足等相应的临床表现。在Ⅱ型、Ⅲ型畸形，由于常在婴儿期出现症状，多表现为吞咽困难、进食后食物从口、鼻腔反流，出现误吸并发生肺炎等症状。这两型畸形还可合并有严重的其他器官畸形，如脑、脊髓等发育异常等，预后多较差。

（三）辅助检查

1.X线检查

普通X线检查不能直接发现是否存在小脑扁桃体下疝畸形，但可发现同时存在的颅颈交界区骨性异常。

2.CT检查

因枕骨大孔区骨结构解剖复杂，加上CT检查对软组织的分辨率远不如MRI检查清晰，价值有限。

3.MRI检查

MRI主要表现为小脑扁桃体疝入椎管内（正中矢状面小脑扁桃体下移超过枕骨大5mm），颅后窝容积减小，小脑延髓池变小或消失，延髓颈髓和第四脑室受压、变形或向椎管方向移位等。另外，小脑扁桃体下疝畸形同时伴发的异常，如脑膜脑膨出、脑和脊髓发育异常、颅颈交界区骨性结构异常、脑积水，以及脊髓空洞症等，在MRI影像上也能清晰地显示。

（四）手术治疗

1.手术适应证

无症状期小脑扁桃体下疝畸形一般无须治疗，但应密切随访。对症状期患者，尤其是儿童和青壮年，应采取较为积极的外科治疗态度。手术的目的在于早期解除延髓颈髓受压，扩大颅后窝容积、切除可能存在的颅颈交界区骨性压迫和纤维结缔组织粘连，疏通脑与脊髓蛛网膜下腔之间的脑脊液循环通路，重建正常的脑脊液循环，同时消除颅颈交界区的不稳定因素。另外，对无症状期小脑扁桃体下疝畸形经MRI检查提示存在脊髓空洞症的患者，也应积极进行手术干预，以阻止脊髓空洞症的进一步发展。

2.手术技术

应根据不同病因采取不同术式。如何彻底解除枕大孔区压迫因素，恢复脑脊液循环通畅是衡量减压是否彻底的唯一指标。有颅后窝扩大重建术、枕大池重建术等。具体枕骨切除范围、是否打开硬膜及行硬膜的扩大修补、是否切除小脑扁桃体，以及对伴存的脊髓空洞症的处理等问题尚有争议。

（五）预后

小脑扁桃体下疝畸形的预后取决于多种因素，包括脑干受压时间、是否合并斜坡齿状突型颅颈交界区畸形、是否合并脊髓空洞症等。术后脑干受压症状常最先缓解，尤其是受压症状不严重者恢复更快。合并脊髓空洞症者，与脊髓空洞症相关的临床表现改善较慢，即使手术后脊髓空洞症消失，有的患者临床症状的消失仍不太理想。

三、护理

（一）入院护理

1.入院常规护理

（1）向患者介绍病房环境（医生办公室、护士站、卫生间、换药室、配餐室的位置）、护理用具的使用方法（床单位、呼叫器等）、物品的放置、作息时间及餐卡的办理等；介绍科主任、护士长、负责医生及责任护士。

（2）病房应安静、清洁舒适、空气新鲜洁净，每日通风换气1～2次，温度保持在18～22℃，湿度50%～60%，以发挥呼吸道的自然防御功能，防止肺内感染。

（3）测量生命体征、体重，并通知医生接诊。

（4）了解患者高血压、糖尿病等既往史，家族史、过敏史、吸烟史等。

（5）协助清洁皮肤，更换病员服，修剪指（趾）甲、剃胡须，女性患者勿化妆及涂染指（趾）甲等。

2.常规安全防护教育

（1）对高龄、小儿、活动不便、使用镇静剂等有跌倒危险的患者，向家属交代清楚；及时填写预防跌倒告知书、跌倒或坠床风险评估表（对于风险评估分值≥25分患者，应在床尾挂上"小心跌倒"的标识）；指导患者穿防滑鞋；离床活动时避开湿滑处；地面有水迹处应设立防滑标牌；卧床时加用床挡；加强生活护理，协助患者打饭及如厕等，并做好交接班。

（2）对于有发生压疮危险的患者，采取有效的预防措施；如有入院前压疮应详细记录压疮的部位、面积、程度，向家属交代清楚；及时填写预防压疮告知书、压疮危险因素评估表，并做好交接班。

（3）对于意识障碍、高龄、幼儿、智力障碍、步态不稳、活动受限、贫血、感觉异常、听力下降等患者，及时做好防烫伤的风险评估和相关措施。

3.健康指导

（1）常规健康指导。①指导患者次日晨采集血、尿等标本；告知各种检查的时间、地点及相关注意事项等。②对有吸烟嗜好者，应指导戒烟，避免呼吸道黏膜受尼古丁刺激而使呼吸道分泌物过多，术后易发生痰液阻塞气道，并增加肺部感染的风险。③对有饮酒嗜好者，应指导戒酒，避免酒精与药物发生反应引起不适症状。

（2）指导患者合理饮食，进高热量、高蛋白、低脂、低胆固醇、易消化及富含维生素的食物，如蛋类、奶类、肉类、新鲜的蔬菜和水果等，保证机体的需求，以增强机体对手术的耐受力。

（二）术前护理

（1）每1～2h巡视患者1次，观察患者的生命体征、意识、瞳孔及肢体活动、感觉等情况，如有异常立即通知医生，及时处置。

（2）术前落实相关化验、检查报告的情况，如有异常检查结果及时与医生沟通。

（3）根据医嘱进行治疗、处置，注意观察用药后反应。

（4）指导患者练习床上大小便；指导患者练习有效深呼吸、咳嗽、咳痰等。

（5）指导患者修剪指（趾）甲、剃胡须，女性患者勿化妆及涂染指（趾）甲。

（6）根据医嘱正确备血（复查血型），行药物过敏试验皮肤准备，术区皮肤异常需及时通知医生。

（7）指导患者术前12h禁食，8h禁饮水，防止术中呕吐导致窒息；术前晚进半流食，如米粥、面条等。

（8）指导患者注意休息，适度活动，避免着凉，保证良好的睡眠，必要时遵医嘱使用镇静催眠药。

（9）了解患者的心理状态，向患者讲解疾病相关知识，介绍同种疾病手术成功的例子，增强患者手术信心，减轻焦虑、恐惧的心理。

（三）手术当日护理

1.送手术前

（1）手术日早晨为患者测量体温、脉搏、呼吸、血压；如有发热、血压过高、女性月经来潮等情况均应及时报告医生，以确定是否延期手术。

（2）协助患者取下义齿、项链、耳钉、手链、发夹等物品，并交由家属妥善保管。

（3）术区皮肤准备（剃除全部头发及颈部毛发、保留眉毛）后，协助患者更换清洁病员服。

（4）遵医嘱术前用药，携带术中用物，平车护送患者入手术室。

2.术后回病房

（1）每15～30min巡视患者，严密观察患者生命体征、瞳孔、意识、肢体活动及感觉平面等变化。若患者出现不能耐受的头痛，及时通知医生，遵医嘱给予止痛药物。

（2）脊髓颈段手术后，易影响呼吸中枢，导致呼吸抑制。密切观察患者的呼吸情况，床旁备好气管切开包。若患者出现呼吸不规则、呼吸困难及口唇发绀时，应立即通知医生，做好气管切开的准备工作。

（3）若患者出现肢体麻木、肌力减弱或活动障碍、感觉异常时，应立即通知医生，及时处理。

（4）遵医嘱行心电监测、血氧饱和度监测、氧气吸入、静脉输液等。观察输液部位有无肿胀、渗出。

（5）留置导尿的护理：观察尿液的颜色、性状、量；每日2次会阴护理；每3～4h夹闭尿管1次，锻炼膀胱收缩功能。

（6）术后6h内采用去枕平卧位，颈部制动。6h后可协助戴颈托，进行床上轴式翻身，以保证患者皮肤的完整性。

（7）术后24h内禁食水，可行口腔护理，每日2次。清醒患者可口唇覆盖湿纱布，保持口腔湿润。

（8）妥善固定引流管，保持引流管引流通畅。在床上翻身时，注意保护引流管，不要打折、扭曲、受压，防止脱管。密切观察引流液的颜色、性状、量等情况并记录；注意观察切口敷料有无渗血、脱落，如有异常立即通知医生。

（9）麻醉清醒可以进行语言沟通的患者，向其讲解疾病术后相关知识，树立战胜疾病的信心；带有气管插管或语言障碍的患者，可进行肢体语言和书面卡片的沟通，疏导患者紧张、恐惧的情绪。

（10）加强皮肤护理，根据患者的肢体活动和感觉情况，每1～2h协助患者轴式翻身，受压部位应用软枕垫高减压，以保证患者的舒适度。

（四）术后护理

1.术后第1～3日

（1）每1～2h巡视患者1次，注意观察患者的生命体征、意识、瞳孔及肢体活动、感觉等变化。

（2）术后24h如无恶心、呕吐等麻醉后反应，遵医嘱进食，由流食逐步过渡到普食。

（3）妥善放置引流袋。将引流袋置于头旁枕上或枕边，高度与头部创腔保持一致，以保证创腔内有一定的液体压力。

（4）妥善固定引流管，观察引流液的颜色、性状、量等情况并记录；观察切口敷料有无脱落、渗血及渗液，如有异常及时通知医生。

（5）指导患者多饮水、进行有效的咳嗽，保持呼吸道通畅。痰液黏稠不易咳出时，可遵医嘱行雾化吸入，每日2～3次，以清除呼吸道分泌物，防止肺内感染。

（6）给予肢体功能障碍的护理指导，肢体感觉障碍的护理指导。

（7）协助患者生活护理，如洗脸、刷牙、喂饭、大小便等。

（8）指导患者预防便秘。

（9）指导并协助患者定时床上轴式翻身（做好压疮风险评估），应注意颈部制动，保护受压皮肤，预防压疮，保证患者的舒适。

2.术后第4日至出院日

（1）拔除引流管后，注意观察患者的生命体征、意识、瞳孔等变化，切口敷料有无渗血、渗液及皮下积液等，每1～2h巡视患者1次，如有异常及时通知医生。

（2）指导患者多饮水，进行有效的咳嗽，保持呼吸道通畅。痰液黏稠不易咳出时，可遵医嘱行雾化吸入，每日2～3次，以清除呼吸道分泌物，防止肺内感染。

（3）拔除留置导尿管后，指导患者听流水声、温毛巾敷下腹及按摩腹部，诱导自行排尿。指导患者排尿后多饮水，以稀释尿液，起到自然冲洗尿道的作用，预防尿路感染。观察患者有无尿路刺激征，如有不适，应及时通知医生。

（4）若患者病情允许，可戴颈托在病室内进行离床活动。应告知患者避免头部过伸或大幅度转头，不要剧烈活动颈部，防止颈枕部关节脱位及损伤，避免损伤延髓，危及生命。离床活动时要有家属专人陪同，防止跌倒。

（5）给予肢体功能障碍的护理指导，肢体感觉障碍的护理指导。

（6）协助患者生活护理，如洗脸、刷牙、喂饭、大小便等。

（7）了解患者的心理活动，向患者讲解疾病相关知识。关心、体贴患者，尤其是有肢体功能障碍的患者，应鼓励和协助患者进行肢体功能锻炼，疏导患者焦虑、失落的情绪，增强战胜疾病、恢复生活自理能力的信心。

（8）根据医嘱进行治疗、处置，观察用药后反应。

（五）出院指导

（1）防止患者受伤，对有痛、温觉消失的患者，应防烫伤及冻伤，禁用热水袋及冰袋，冬天注意保暖；对有步态不稳者，应卧床休息，下床活动时有人陪护。

（2）指导缓解疼痛的方法，翻身时需注意卧位舒适，必要时使用止痛剂，但要防止产生依赖性。

（3）步态不稳者，采取预防跌倒的安全措施，家属24h陪护。

（4）功能锻炼术应尽早进行，减轻肌肉萎缩、促进血液循环、防止静脉血栓。

第五节 慢性硬膜下血肿

一、概述

慢性硬膜下血肿是指脑外伤后3周以上出现临床症状者，血肿位于硬脑膜和蛛网膜之间，具有包膜，是小儿和老年颅内血肿中最常见的一种，约占颅内血肿的10%，硬膜下血肿的25%。目前认为，慢性硬膜下血肿是因轻微颅脑外伤造成桥静脉撕裂，血液缓慢渗入硬脑膜下腔而成。血肿以单侧多见，双侧者占20%～25%。男性患者明显多于女性，男女之比为5∶1。当病程长、颅脑外伤史不明确时，本病常被误诊为脑瘤、脑血管病、帕金森综合征等。如诊断不及时，治疗不当，可造成严重后果。临床表现以颅内高压为主的一组症状。

（一）病因与发病机制

头部外伤是慢性硬膜下血肿最常见的致病原因，多数患者有明确的头部外伤史。但如果头部外伤轻微，外伤距发病时间较长时，一般容易被患者和家属忽略，部分患者在被追问病史时才被发现。老年人由于脑组织萎缩，硬脑膜与皮质之间的空隙增大，当头部受到突然加速或减速运动时，可引起桥静脉的撕裂或造成皮质与硬脑膜间小交通静脉的损伤渗血。也可因静脉窦、蛛网膜颗粒或硬膜下水瘤受损出血引起。非损伤性硬膜下血肿非常少见，部分慢性硬膜下血肿的患者伴有高血压。所以，高血压、动脉硬化可能是容易导致出血的原因之一。

此外，一些患有硬膜下血肿的老年患者，常有慢性酒精中毒病史，因长期饮酒可造成肝功能损伤，导致凝血机制障碍，酗酒后又易造成颅脑损伤。还有12%～38%与应用抗凝治疗有关，如长期服用阿司匹林、双嘧达莫等。

慢性硬膜下血肿的出血来源多为桥静脉或皮质小静脉，血液流至硬脑膜下腔后逐渐凝固，2周左右血肿开始液化，蛋白分解。以后血肿腔逐渐增大，引起颅内压增高，进一步对脑组织造成压迫，使脑循环受阻、脑萎缩及变性。促使血肿不断扩大的原因有以下几种。①血肿被膜反复出血：手术时可见血肿有被膜形成，外壁较厚有时可达数毫米，并富于血管，与硬脑膜粘连紧密，内膜甚薄与蛛网膜易分离。血肿外壁上的小血管不断破裂出血，是造成血肿体积不断增大的原因。②血管活性物质的释放：研究表明，在血肿的外被膜（血肿被膜的硬脑膜层）不断释放出组织纤溶酶原激活物质到血肿腔内，作用于纤溶酶原使其转化为纤溶酶，促使纤溶活性增加，造成溶血和小血管的再出血，从而使血肿体积不断增大。

（二）病理

慢性硬膜下血肿，多位于顶部，一般较大，血肿可覆盖在大脑半球表面的大部分，即额、顶、颈叶的外侧面。血肿的包膜多在发病后5～7d初步形成，到2～3周基本完成，为一层黄褐色或灰色的结缔组织包膜，靠蛛网膜侧包膜较薄，血管少，与蛛网膜粘连，可轻易剥离；靠近硬脑膜一侧的包膜较厚与硬脑膜粘连较紧，该包膜在显微镜下有浆细胞、淋巴细胞和吞噬细胞，有丰富的新生毛细血管，也有血浆渗出，有时见到毛细血管破裂的新鲜出血。血肿内容：早期为黑褐色半固体黏稠物，晚期为黄色或酱油色液体。已往多数学者认为，脑轻微损伤后出血缓慢，量少，血肿内血液分解渗透压较高，脑脊液和周围脑组织水分不断渗入到血肿壁，使血肿逐渐增大，但这种说法已被否定。目前大多学者认为，包膜外的外层有新生而粗大的毛细血管，血浆由管壁渗出，或毛细血管破裂出血到囊腔内，而使血肿体积不断增大。晚期逐渐出现颅内高压及局灶症状。

（三）临床表现

多数患者在外伤后较长时间内有轻微头痛、头晕等一般症状，亦有部分患者伤后长时间无症状，部分患者外伤史不详。多于2～3个月后逐渐出现恶心、呕吐、视物模糊、肢体无力、精神失常等全脑症状和局灶症状。症状大体可归纳为以下几类。

1.颅内高压症状

起初为轻微的头痛，当血肿逐渐增大时方出现明显的颅内压增高的症状如头痛、恶心、呕吐、复视、视神经乳头水肿等。临床上常以颅内压增高为主要症状多见。老年人因为脑萎缩，颅内压增高症状出现较晚或不明显。婴幼儿患者，颅内压增高，则表现为前囟饱满，头颅增大，可被误诊为先天性脑积水。

2.精神症状

老年人以精神障碍较为突出，常表现为表情淡漠，反应迟钝，记忆力减退，寡言少语，理解力差，进行性痴呆，淡漠，嗜睡，精神失常。痴呆多见于年龄较大者。

3.局灶性症状

患者也可出现脑神经受损症状，如动眼神经、展神经及面神经损伤的症状；可出现帕金森综合征，表现震颤、动作缓慢、肌力减退而肌张力增高，也可出现步态不稳及神经功能障碍，如偏瘫、失语、同向偏盲、偏身感觉障碍等，但均较轻。部分患者可出现局灶性癫痫。

（四）辅助检查

1.脑脊液检查

除腰椎穿刺脑脊液压力增高外，常规检查可完全正常，病程越长，血肿包膜越厚，脑脊液检验变化越不明显。

2.颅脑平片

颅脑平片可显示脑回压迹，蝶鞍扩大，骨质吸收，患病多年患者局部骨板变薄、外突，血肿壁可有圆弧形钙化。婴幼儿可有前囟扩大、颅缝分离和头颅增大等。

3.头部CT检查

头部CT是目前诊断慢性硬膜下血肿的最有效方法，早期（伤后3周至1个月）血肿呈高、低混合密度，新月形或半月形肿块，高密度系点片状新鲜出血，部分可见液平面；中期（1～2个月）血肿双凸形低密度；后期（2个月以上）呈低密度区，主要表现颅骨内板与脑表之间出现新月形、双凸形、单凸形的低密度、高密度或混杂密度区，患侧脑室受压，中线移位，额角向下移位，枕角向内上移位。慢性硬膜下血肿有17%～25%表现为等密度，诊断较难。增强扫描更能清楚显示血肿内缘与脑组织交界面呈条状密度增高带，可见血肿包膜强化影，血肿区内无脑沟、脑回。

4.MRI检查

慢性硬膜下血肿有时在CT上因呈等密度而显影不清，但在MRI上却相当清晰，既可定性，又可定位，对CT难以诊断的等密度慢性硬膜下血肿，其诊断准确率高达100%。早期在T_1、T_2加权像上均为高信号，后期血肿在T_1加权像上为高于脑脊液的低信号，T_2加权像上为高信号。例如，发病3周左右的硬膜下血肿，在CT上可能呈等密度，在T_1加权像上积血因T_1值短于脑脊液而呈高信号，在T_2加权像上因长T而呈高信号。冠状面在显示占位效应方面更明显优于CT。

5.其他检查

ECT扫描，显示脑表现的新月形低密度区；脑电图显示局限性病灶；脑超声检查可显示中线波移位。婴幼儿可行前囟穿刺。

（五）诊断与鉴别诊断

1.诊断

（1）轻度头部外伤3周以后，逐渐出现头痛、头晕、视神经乳头水肿、偏瘫、癫痫等症状。

（2）腰椎穿刺脑脊液压力高，常规变化不明显。

（3）脑血管造影可见颅内板下方新月形"无血管区"。

（4）CT检查可确定诊断。

（5）婴幼儿可在前囟外角进行穿刺，可明确诊断。

2.鉴别诊断

（1）外伤性硬膜下积液。又称外伤性硬膜下水瘤，系外伤后大量脑脊液积聚硬脑膜下，临床表现与硬膜下血肿相似，半数病例位于双额区，常深入纵裂前部，占位表现较硬膜下血肿轻。在CT上显示为新月形低密度影，CT值在7HU左右，近脑脊液密度。无论急性或慢性硬膜下积液在MRI上均成新月形长T_1与长T_2，信号强度接近脑脊液。慢性硬膜下血肿在CT上：早期为高、低混合密度，部分可见液面；中、晚期呈低密度区。其在MRI上可有明显信号变化。

（2）脑蛛网膜囊肿。本病变多位于颅中窝，外侧裂表面，临床表现与慢性硬膜下血肿相似，脑血管造影为脑底或脑表面无血管区，CT检查也为密度减低区，但其形状呈方形或不规则，这点与慢性硬膜下血肿相区别。

（3）其他。脑肿瘤、先天性脑积水，往往与慢性硬膜下血肿在临床上有时难以区别，但行CT及MRI检查，多可明确诊断。

（六）治疗

1.非手术治疗

对个别轻度病例或缓慢性进行性颅内高压，可试用中药或大量脱水药物治疗，但疗效尚需长期观察。未经治疗的慢性硬膜下血肿由于高颅压脑疝而死亡，自然吸收的慢性硬膜下血肿少见。

2.手术治疗

手术治疗是最有效的治疗方法。大多数患者需要手术治疗，部分非手术治疗效果不满意，病情继续发展的可行手术治疗，手术治疗包括以下几种。

（1）血肿引流。为近年来盛行的方法，在血肿较厚部位钻孔引流并冲洗血肿后，置入一引流管与脑表面平行，行闭式引流 48~72h，此方法多能顺利治愈，而且简单，损伤小，治愈率高，故多列为首选。近年来因YL-1型硬通道微刺针微创穿刺引流术简便易行在临床广泛应用，根据头部CT检查定位，选择最后层面中心作为穿刺点。对于CT显示血肿腔内有明显分隔者，可采用颅骨钻孔神经内镜辅助血肿清除术。

（2）血肿切除。适应证：①血肿引流不能治愈者；②血肿内容为大量凝血块；③血肿壁厚引流后脑不膨起者。此种方法损伤较大，采用骨瓣开颅、连同血肿囊壁一并切除。

（3）前囟穿刺。适用于婴幼儿血肿，可在两侧前囟外角反复多次穿刺，多数患者可治愈。

二、护理

（一）入院护理

1.急诊入院常规护理

（1）立即通知医生接诊，为患者测量体温、脉搏、呼吸、血压；观察患者的意识、瞳孔变化及肢体活动等情况，如有异常及时通知医生。

（2）了解患者既往史，有无家族史、过敏史、吸烟史等。

（3）根据医嘱正确采集标本，进行相关检查。了解相关化验、检查报告的情况，如有异常及时与医生沟通。

（4）了解患者的心理状态，向患者讲解疾病的相关知识，增强患者治疗信心，减轻焦虑、恐惧心理。

（5）待患者病情稳定后向患者介绍病房环境（医生办公室、护士站、卫生间、换药室、配餐室的位置）、护理用具的使用方法（床单位、呼叫器等）、物品的放置、作息时间及餐卡的办理等；介绍科主任、护士长、负责医生及责任护士。病房应保持安静、舒适，减少人员流动，避免外界刺激和情绪激动。

2.安全防护教育

常规安全防护教育。对于有癫痫发作史的患者，应保持病室内环境安静，减少人员探视，室内光线柔和，避免强光刺激。病室内的热水壶、锐器等危险物品应远离患者，避免癫痫发作时，伤及他人或患者自伤。若出现癫痫发作前兆，立即卧床休息。癫痫发作时，在患者紧闭口唇之前，立即把缠有纱布的压舌板、勺子或牙刷把等垫在上下牙齿之间，防止患者咬伤自己的舌头。松开衣领，头偏向一侧，保持呼吸道通畅，通知医生。发作期间口中不可塞任何东西，不可强行灌药，防止窒息。不可暴力制动，防止肌肉拉伤、关节脱臼或骨折，并加床档保护，避免坠床摔伤。有癫痫病史的患者，必须长期坚持服药，不可增减、漏服和停服药物。癫痫发作后要及时清除患者口腔分泌物，保持呼吸道通畅，并检查患者有无肢体损伤，保证患者良好的休息。

（二）手术日护理

1.送手术前

（1）为患者测量体温、脉搏、呼吸、血压及体重，如有发热、血压过高、女性月经来潮等情况均应及时报告医生。

（2）告知患者手术的时间，术前禁食水等准备事项。

（3）修剪指（趾）甲、剃胡须，勿化妆及涂染指（趾）甲等。协助患者取下义齿、项链、耳钉、手链、发夹等物品，并交给家属妥善保管。

（4）根据医嘱正确行药物过敏试验、备血（复查血型）、术区皮肤准备（剃除全部头发及颈部毛发，保留眉毛）后，更换清洁病员服，术区皮肤异常及时通知医生。

（5）遵医嘱术前用药。

（6）携带病历、相关影像资料等物品，平车护送患者入手术室。

2.术后回病房

（1）每15～30min巡视患者1次，注意观察患者的生命体征、意识、瞳孔、肢体活动等，如异常及时通知医生。

（2）注意观察切口敷料有无渗血。

（3）密切观察引流液的颜色、性状、量等情况并记录，妥善固定引流管，引流袋置于头旁枕上或枕边，高度与头部创腔保持一致，保持引流管引流通畅；活动时注意引流管不要扭曲、受压，防止脱管。

（4）术后6h内给予去枕平卧位，头偏向一侧，防止呕吐物误吸引起窒息；头部放置引流管的患者6h后需平卧位，利于引流；麻醉清醒的患者可以协助床上活动，保证患者的舒适度。

（5）若患者出现不能耐受的头痛，及时通知医生，遵医嘱给予止痛药物，并密切观察患者的生命体征、意识、瞳孔等变化。

（6）术后6h如无恶心、呕吐等麻醉反应，可遵医嘱进食；对于有意识障碍的患者可遵医嘱鼻饲管注食。

（7）对于未留置导尿的患者，指导床上大小便，24h内每4～6h嘱患者排尿1次。避免因手术、麻醉刺激、疼痛等原因造成术后的尿潴留。若术后8h仍未排尿且有下腹胀痛感、隆起时，可行诱导排尿、针刺或导尿等方法。

（8）麻醉清醒可以语言沟通的患者，向其讲解疾病术后的相关知识，增强患者恢复健康的信心，利于早日康复。带有气管插管或语言障碍的患者，可进行肢体语言和书面卡片的沟通，疏导患者紧张、恐惧的情绪。

（9）结合患者的个体情况，每1～2h协助患者翻身，保护受压部位皮肤；如局部皮肤有压红，可缩短翻身的间隔时间，受压部位应用软枕垫高减压。

（三）术后护理

1.术后第1～3日

（1）每1～2h巡视患者，注意观察患者的生命体征、意识、瞳孔、肢体活动等，如发现有头痛、恶心、呕吐等颅内压增高症状及时通知医生。

（2）注意观察切口敷料有无渗血。

（3）密切观察引流液的颜色、性状、量等情况并记录，妥善固定引流管，并保持引流管引流通畅，勿打折、扭曲、受压，防止脱管，不可随意调整引流袋的高度。

（4）加强呼吸道的管理，鼓励深呼吸及有效咳嗽、咳痰，如痰液黏稠不易咳出可遵医嘱予雾化吸入，必要时吸痰。

（5）结合患者的个体情况，每1～2h协助患者翻身，保护受压部位皮肤；如局部皮肤有压红，可缩短翻身的间隔时间，受压部位应予软枕垫高减压。

（6）指导肢体和语言功能锻炼。

2.术后第4日至出院日

（1）每1～2h巡视患者，注意观察患者的生命体征、意识、瞳孔、肢体活动等，如发现异常及时通知医生。

（2）拔除引流管后注意观察切口敷料有无渗血、渗液及皮下积液等，如有异常及时通知医生。

（3）加强呼吸道的管理，鼓励深呼吸及有效咳嗽。

（4）指导患者注意休息，引流管拔除后指导患者床头摇高，逐渐坐起，再过渡到床边、病室、病区活动时以不疲劳为宜。

（5）指导患者进行肢体和语言功能锻炼。

（四）出院指导

（1）家属应陪伴在患者身边，减轻患者的恐惧心理。

（2）给予患者高热量、高蛋白、高维生素、易消化吸收的饮食。

（3）患者出院后定期复查血压，遵医嘱用药，保持情绪稳定，保持大便通畅，坚持功能锻炼。

（4）1个月后到门诊做影像学复查。

第五章

内分泌科疾病护理

第一节 甲状腺功能亢进症

甲状腺功能亢进症（hyperthyroidism），简称甲亢，是指多种病因导致甲状腺激素分泌增多而引起的临床综合征。

一、病因与发病机制

（一）甲状腺功能亢进的病因分类

（1）甲状腺性甲状腺功能亢进：①格雷夫斯（Graves）病；②自主性高功能甲状腺结节或腺瘤（Plummer病）；③多结节性甲状腺肿伴甲状腺功能亢进；④滤泡性甲状腺癌；⑤碘甲状腺功能亢进；⑥新生儿甲状腺功能亢进。

（2）垂体性甲状腺功能亢进。

（3）异源性TSH综合征：①绒毛膜上皮癌伴甲状腺功能亢进；②葡萄胎伴甲状腺功能亢进；③肺癌和胃肠道癌伴甲状腺功能亢进。

（4）卵巢甲状腺肿伴甲状腺功能亢进。

（5）仅有甲状腺功能亢进症状而甲状腺功能不增高：①甲状腺炎甲状腺功能亢进，如亚急性甲状腺炎、慢性淋巴细胞性甲状腺炎、放射性甲状腺炎；②药源性甲状腺功能亢进。

（二）Graves病（GD）病因

GD又称毒性弥漫性甲状腺肿或Busedow病、Parry病，是一种伴甲状腺激素分泌增多的器官特异性自身免疫病，占甲状腺功能亢进的80%～85%。

1.遗传因素

GD的易感基因主要包括人类白细胞抗原（如HLA-B8、DR3等）、CTLA-4基因和其他一些与GD特征性相关的基因（如GD-1、GD-2）。

2.环境因素（危险因素）

细菌感染（肠耶森杆菌）、精神刺激、雌激素、妊娠与分娩、某些X染色体基因等。

3.自身免疫因素

遗传易感性、感染、精神创伤等诱因，导致免疫系统功能紊乱，Ts功能缺陷，对Th细胞（T辅助细胞）抑制作用减弱，B淋巴细胞产生自身抗体，TSH受体抗体（TRAb）与TSH受体结合而产生类似于TSH的生物学效应，使GD有时表现出自身免疫性甲状腺功能减退症的特点。

二、临床表现

（一）一般临床表现

本病多见于女性，男：女为1：（4～6），20～40岁多见。

1.高代谢综合征

患者可表现为怕热多汗，皮肤、手掌、面、颈、腋下皮肤红润多汗。常有低热，严重时可出现高热。患者常有心动过速、心悸、胃纳明显亢进，但体重下降，疲乏无力。

2.甲状腺肿

不少患者以甲状腺肿大为主诉，呈弥漫性、对称性肿大，质软，吞咽时上下移动。少数患者的甲状腺肿大不对称或肿大不明显。

3.眼征

（1）睑裂增宽，上睑挛缩（少眨眼和凝视）。

（2）Mobius 征：双眼看近物时，眼球辐转不良（眼球内侧聚合困难或欠佳）。

（3）von Graefe征：眼向下看时，上眼睑因后缩而不能跟随眼球下落，出现白巩膜。

（4）Joffroy征：眼向上看时，前额皮肤不能皱起。

（5）Stellwag征：瞬目减少，炯炯发亮。

4.神经系统

易激动，烦躁多虑，失眠紧张，多言多动，有时精神不集中，但偶有神情淡漠、寡言抑郁者。

5.心血管系统

心率加快，心排血量增多，脉压加大，多数患者述说心悸、胸闷、气促，活动后加重，可出现各种期前收缩及心房纤颤等。

6.消化系统

食欲亢进，但体重明显减轻为本病特征。腹泻，一般大便呈糊状。肝可稍大，肝功能可不正常，少数可有黄疸及B族维生素缺乏的症状。

7.肌肉、骨骼

甲状腺功能亢进性肌病、肌无力、肌萎缩、周期性瘫痪。

8.生殖系统

女性月经量少或闭经，男性阳痿，偶有乳腺增生。

9.造血系统

白细胞总数减少，周围血淋巴细胞比例增高，单核细胞计数增加，血容量增大。

（二）特殊临床表现

（1）甲状腺功能亢进危象：甲状腺功能亢进患者在某些应激因素作用下，病情会突然恶化，出现高热（39℃以上）、烦躁不安、大汗淋漓、恶心、呕吐、心房颤动等，严重者出现虚脱、休克、谵妄、昏迷等全身代谢功能严重紊乱，并危及患者生命安全。对甲状腺功能亢进患者应提高警惕，从预防着手，一旦发生危象，应立即采取综合措施进行抢救。

（2）甲状腺功能亢进性心脏病：心脏增大、严重心律失常、心力衰竭。

（3）淡漠型甲状腺功能亢进：表情淡漠、乏力、嗜睡、反应迟钝、明显消瘦。

（4）T_3型甲状腺功能亢进、T_4型甲状腺功能亢进。

（5）亚临床型甲状腺功能亢进：T_3、T_4正常，TSH降低。

（6）妊娠期甲状腺功能亢进：体重不随妊娠相应增加，四肢近端肌肉消瘦，休息时心率>100次/分。

（7）胫前黏液性水肿。

（8）甲状腺功能正常的Graves眼病。

（9）甲状腺功能亢进性周期性瘫痪。

（三）实验室检查

1.血清甲状腺激素测定

（1）血清总甲状腺素（TT_4）：是判断甲状腺功能最基本的筛选指标。TT_4受甲状腺结合球蛋白（TBG）结合蛋白量和结合力变化的影响，又受妊娠、雌激素、急性病毒性肝炎等的影响而升高。受雄激素、低蛋白血症、糖皮质激素等的影响而下降。

（2）血清总三碘甲状腺原氨酸（TT_3）：也受TBG影响。

（3）血清游离甲状腺素（FT_4）、游离三碘甲状腺原氨酸（FT_3）：是诊断甲状腺功能亢进的首选指标，其中FT基敏感性和特异性较高。

2.促甲状腺激素测定（TSH）

TSH是反映甲状腺功能的最敏感的指标。免疫化学发光法（ICMA）：第三代TSH测定法，灵敏度达到0.001mU/L。取代TRH兴奋试验，是诊断亚临床型甲状腺功能亢进症和亚临床型甲状腺功能减退症的主要指标。

3.TRH兴奋试验

正常人TSH水平较注射前升高3～5倍，高峰出现在30min后，并且持续2～3h。静脉注射TRH后，TSH无升高则支持甲状腺功能亢进。

4.甲状腺摄碘率

总摄取量增加，高峰前移。

5.T_3抑制试验

鉴别甲状腺肿伴摄碘增高，由甲状腺功能亢进或单纯性甲状腺肿所致。

6.其他

促甲状腺激素受体抗体（TRAb）、甲状腺刺激抗体（TSAb）测定。

三、治疗

（一）一般治疗

情绪不稳定、精神紧张者可服用一些镇静药，如地西泮、氯氮草等；心悸及心动过速者可用普萘洛尔、阿替洛尔等药；保证足够的休息；增加营养，包括糖类、蛋白质、脂肪和维生素等摄入量较正常人大。

（二）甲状腺功能亢进的特征性治疗

1.抗甲状腺药物

常用的抗甲状腺药物分为硫脲类和咪唑类两类。硫脲类包括甲硫氧嘧啶或丙硫氧嘧啶，咪唑类包括甲巯咪唑、卡比马唑。比较常用的是丙硫氧嘧啶和甲巯咪唑。

适应证：①轻、中度患者；甲状腺轻至中度肿大，较小的毒性弥漫性甲状腺肿；

②年龄在20岁以下；③手术前或放射碘治疗前的准备；④甲状腺手术后复发且不能做放射性核素碘治疗；⑤作为放射性核素碘-131治疗的辅助治疗。

不良反应：①粒细胞计数减少，发生率约为10%，治疗开始后2～3个月，或白细胞$<3 \times 10^9$/L或中性粒细胞$<1.5 \times 10^9$/L时应停药；②皮疹，发生率较低；③胆汁淤积性黄疸、血管神经性水肿、中毒性肝炎、急性关节痛等较为罕见，如发生则须立即停药。

2.甲状腺手术治疗

（1）适应证：①中、重度甲状腺功能亢进，长期服药无效，停药后复发或不能坚持长期服药者；②甲状腺很大，有压迫症状；③胸骨后甲状腺肿；④结节性甲状腺肿伴甲状腺功能亢进；⑤毒性甲状腺腺瘤。

（2）禁忌证：①较重或发展较快的浸润性突眼；②并发较重心、肝、肾疾病，不能耐受手术者；③妊娠前3个月和第6个月以后；④轻症可用药物治疗者。

3.放射性核素^{131}碘治疗

（1）适应证：①毒性弥漫性中度甲状腺肿，年龄≥25岁；②抗甲状腺药物治疗无效或过敏；③不愿手术或不宜手术，或手术后复发；④毒性甲状腺腺瘤。

（2）禁忌证：①妊娠期、哺乳期；②25岁以下；③严重心、肝、肾衰竭或活动性肺结核；④白细胞$<3 \times 10^9$/L或中性粒细胞$<1.5 \times 10^9$/L；⑤重症浸润性突眼；⑥甲状腺功能亢进危象；⑦甲状腺不能摄碘。

（3）剂量：根据甲状腺组织重量和甲状腺碘摄取率计算。

（4）并发症：①甲状腺功能减退症，国内报道治疗后1年内的发生率4.6%～5.4%，以后每年递增1%～2%；②放射性甲状腺炎，7～10d发生，严重者可给予阿司匹林或糖皮质激素治疗。

4.其他药物治疗

（1）碘剂：应减少碘摄入，忌食含碘丰富的食物。复方碘化钠溶液仅用在术前、甲状腺功能亢进危象时。

（2）β受体阻滞药：作用机制是阻断甲状腺激素对心脏的兴奋作用；阻断外周组织T_4向T_3转化，主要在抗甲状腺药物初治期使用，可较快控制甲状腺功能亢进的临床症状。

5.甲状腺功能亢进危象的治疗

（1）抑制甲状腺激素合成及外周组织中，T_4转化为T_3首选丙硫氧嘧啶，首次剂量600mg口服，以后给予250mg，每6h口服1次，待症状缓解后；或甲巯咪唑60mg，继而同等剂量每日3次口服至病情好转，逐渐减为一般治疗剂量。

（2）抑制甲状腺激素释放：服丙硫氧嘧啶1h后再加用复方碘口服溶液5滴，每8h服1次，首次剂量为30～60滴，以后每6～8h服5～10滴，或碘化钠1g加入10%葡萄糖盐水溶液中静脉滴注24h，以后视病情逐渐减量，一般使用3～7d。每日0.5～1.0g静脉滴注，病情缓解后停用。

（3）降低周围组织对甲状腺激素（TH）反应：选用β受体阻滞药，无心力衰竭者可给予普萘洛尔30～50mg，6～8h给药1次，或给予利舍平肌内注射。

（4）肾上腺皮质激素：氢化可的松50～100mg加入5%～10%葡萄糖注射液静脉滴注，每6～8h滴注1次。

（5）对症处理：首先应去除诱因，其次高热者用物理或药物降温；缺氧者给予吸氧；监护心、肾功能；防治感染及各种并发症。

四、常见护理问题

（一）潜在并发症——甲状腺功能亢进危象

保证病室环境安静，严格按规定的时间和剂量给予抢救药物，密切观察生命体征和意识状态并记录，昏迷者加强皮肤、口腔护理、定时翻身、以预防压疮、肺炎的发生。病情许可时，教育患者及其家属感染、严重精神刺激、创伤等是诱发甲状腺功能亢进的重要因素，应加以避免；指导患者进行自我心理调节，增强应对能力；提醒家属或病友要理解患者现状，应多关心、爱护患者。

（二）营养失调——与基础代谢率增高有关

1.饮食

高糖类、高蛋白、高维生素饮食，提供足够热量和营养以补充消耗，满足高代谢需要。成人每日总热量应在12 000～14 000kJ，约比正常人高50%。蛋白质每日1～2g/kg体重，膳食中可以各种形式增加奶类、蛋类、瘦肉类等优质蛋白以纠正体内的负氮平衡。餐次以一日6餐或一日3餐中间辅以点心为宜。主食应足量。每日饮水2 000～3 000mL，补偿因腹泻、大量出汗及呼吸加快引起的水分丢失，心脏病患者除外，以防水肿和心力衰竭。忌食生冷食物，减少食物中粗纤维的摄入，调味清淡可改善排便次数增多等消化道症状。慎用卷心菜、花椰菜、甘蓝等致甲状腺肿的食物。

2.药物护理

有效治疗可使体重增加，应指导患者按时按量规则服药，不可自行减量或停服。

3.其他

定期监测体重、血尿素氮等。

（三）感知改变——与甲状腺功能亢进所致突眼有关

1.指导患者保护眼睛

戴深色眼镜，减少光线和灰尘的刺激。睡前涂抗生素眼膏，眼睑不能闭合者覆盖纱布或眼罩，将角膜、结膜损伤、感染和溃疡的可能性降至最低限度。眼睛勿向上凝视，以免加剧眼球突出和诱发斜视。

2.指导患者减轻眼部症状的方法

0.5%甲基纤维素或0.5%氢化可的松溶液滴眼，可减轻眼局部刺激症状；高枕卧位和限制钠盐摄入可减轻球后水肿，改善眼部症状；每日做眼球运动以锻炼眼肌，改善眼肌功能。

3.定期眼科角膜检查

注意定期进行检查，以防角膜溃疡造成失明。

（四）个人应对无效——与甲状腺功能亢进所致神经系统改变有关

1.解释情绪改变的原因，提高对疾病认知水平

观察患者情绪变化，与患者及其家属讨论行为改变的原因，使其理解敏感、急躁易怒等是甲状腺功能亢进临床表现的一部分，可因治疗而得到改善，以减轻患者因疾病而产生的压力，提高对疾病的认知水平。

2.减少不良刺激，合理安排生活

保持环境安静和轻松的气氛，限制访视，避免外来刺激，满足患者基本生理及安全需要。忌饮酒、咖啡、浓茶，以减少环境和食物对患者的不良刺激。帮助患者合理安排作息时间，白天适当活动，避免精神紧张和注意力过度集中，保证夜间充足睡眠。

3.帮助患者处理突发事件

以平和、耐心的态度对待患者，建立相互信任的关系。与患者共同探讨控制情绪和减轻压力的方法，指导和帮助患者处理突发事件。

五、健康教育

告知患者有关甲状腺功能亢进的临床表现、诊断性试验、治疗、饮食原则及眼睛的防护方法。上衣宜宽松，严禁用手挤压甲状腺以免甲状腺受压后甲状腺激素分泌增多，加重病情。强调长期服用抗甲状腺药物的重要性，长期服用抗甲状腺药物者应每周查血常规1次。每日清晨卧床时自测脉搏，定期测量体重，脉搏减慢、体重增加是治疗有效的

重要标志。每隔1～2个月门诊随访作甲状腺功能测定。出现高热、恶心、呕吐、大汗淋漓、腹痛、腹泻、体重锐减、突眼加重等症状提示可能发生甲状腺功能亢进危象应及时就诊。掌握上述自我监测和自我护理的方法，可有效地降低本病的复发率。

本病病程较长，多数经积极治疗后，预后良好，少数患者可自行缓解。心脏并发症可为永久性。放射性碘治疗、甲状腺手术治疗所致甲状腺功能减退症者需终身替代治疗。

第二节　甲状腺功能减退症

甲状腺功能减退症（hypothyroidism）简称甲减，是由各种原因导致的低甲状腺激素血症或甲状腺激素抵抗而引起的全身性低代谢综合征。按起病年龄分为3型：起病于胎儿或新生儿，称为呆小病；起病于儿童者，称为幼年性甲减；起病于成年，称为成年性甲减。前两者常伴有智力障碍。

一、病因

（一）原发性甲状腺功能减退症

由于甲状腺腺体本身病变引起的甲减，占全部甲减的95%以上，且90%以上原发性甲减是由自身免疫、甲状腺手术和甲状腺功能亢进[131]I治疗所致。

（二）继发性甲状腺功能减退症

由下丘脑和垂体病变引起的促甲状腺激素释放激素（TRH）或者促甲状腺激素（TSH）产生和分泌减少所致的甲减，垂体外照射、垂体大腺瘤、颅咽管瘤及产后大出血是其较常见的原因；其中由于下丘脑病变引起的甲减称为三发性甲减。

（三）甲状腺激素抵抗综合征

由于甲状腺激素在外周组织实现生物效应障碍引起的综合征。

二、临床表现

（一）一般表现

易疲劳、畏寒、体重增加、记忆力减退、反应迟钝、嗜睡、抑郁、便秘经不调、肌肉痉挛等。体检可见患者表情淡漠，面色苍白，皮肤干燥发凉、粗糙脱屑，颜面、眼睑和手皮肤水肿，声音嘶哑，毛发稀疏、眉毛外1/3脱落。由于高胡萝卜素血症，手脚皮肤呈姜黄色。

（二）肌肉与关节

肌肉乏力，暂时性肌强直、痉挛、疼痛，嚼肌、胸锁乳突肌、股四头肌和手部肌肉可有进行性肌萎缩。腱反射的弛缓期特征性延长，超过350ms（正常为240～320ms），跟腱反射的半弛缓时间明显延长。

（三）心血管系统

心肌黏液性水肿导致心肌收缩力降低、心动过缓、心排血量下降。ECG显示低电压。由于心肌间质水肿、非特异性心肌纤维肿胀。左心室扩张和心包积液导致心脏增大，有学者称为甲减性心脏病。冠心病在本病中高发。10%患者伴发高血压。

（四）血液系统

由于下述4种原因发生贫血：①甲状腺激素缺乏引起血红蛋白合成障碍；②肠道吸收铁障碍引起铁缺乏；③肠道吸收叶酸障碍引起叶酸缺乏；④恶性贫血是与自身免疫性甲状腺炎伴发的器官特异性自身免疫病。

（五）内分泌系统

女性常有月经过多或闭经。长期严重的病例可导致垂体增生、蝶鞍增大。部分患者血清催乳素（PRI）水平增高，发生溢乳。原发性甲减伴特发性肾上腺皮质功能减退和1型糖尿病者，属于自身免疫性多内分泌腺体综合征的一种。

（六）黏液性水肿昏迷

本病的严重并发症，多在冬季寒冷时发病。诱因为严重的全身性疾病、甲状腺激素替代治疗中断、寒冷、手术、麻醉和使用镇静药等。临床表现为嗜睡、低体温（体温<35℃）、呼吸徐缓、心动过缓、血压下降、四肢肌肉松弛、反射减弱或消失，甚至昏迷、休克、肾功能不全危及生命。

三、治疗

（一）替代治疗

左甲状腺素治疗，治疗的目标是将血清TSH和甲状腺激素水平恢复到正常范围内，需要终身服药。治疗的剂量取决于患者的病情、年龄、体重和个体差异。补充甲状腺激素，重新建立下丘脑—垂体—甲状腺轴的平衡一般需要4～6周，所以治疗初期，每4～6周测定激素指标。然后根据检查结果调整左甲状腺素。剂量，直到达到治疗的目标。治疗达标后，需要每6～12个月复查1次激素指标。

（二）对症治疗

有贫血者补充铁剂、维生素B_{12}、叶酸等胃酸低者补充稀盐酸，并与甲状腺激素（TH）合用疗效好。

（三）黏液水肿性昏迷的治疗

（1）补充甲状腺激素：首选TH静脉注射，直至患者症状改善，至患者清醒后改为口服。

（2）保温、供氧、保持呼吸道通畅，必要时行气管切开、机械通气等。

（3）氢化可的松200～300mg/d持续静脉滴注，患者清醒后逐渐减量。

（4）根据需要补液，但是入水量不宜过多。

（5）控制感染，治疗原发病。

四、护理措施

（一）基础护理

1.加强保暖

室温控制在22～23℃，避免病床靠近门窗，以免患者受凉。做好保暖，冬天外出时，戴手套，穿棉鞋，以免四肢暴露在冷空气中。

2.活动与休息

鼓励患者进行适当的运动,如散步、慢跑等。

3.饮食护理

饮食以高维生素、高蛋白、高热量为主。多进食水果、新鲜蔬菜和含碘丰富的食物如海带等。桥本甲状腺炎所致甲状腺功能减退者应避免摄取含碘食物,以免诱发严重黏液性水肿。不宜食生凉冰食物,注意食物与药物之间的关系,如服中药忌饮茶。

4.心理护理

加强与患者沟通,语速适中,并观察患者反应,告知患者本病可以用替代疗法达到较好的效果,树立患者配合治疗的信心。

5.其他

帮助患者建立正常的排便形态,养成规律排便的习惯。

(二)专科护理

1.观察病情

监测生命体征变化,观察精神、意识、语言状态、体重、乏力、动作、皮肤情况,注意胃肠道症状,如大便的次数、性状、量的改变,腹胀、腹痛等麻痹性肠梗阻的表现有无缓解等。

2.用药护理

甲状腺制剂从小剂量开始,逐渐增加,注意用药的准确性。用药前后分别测脉搏、体重及水肿情况,以便观察药物疗效;用药后若有心悸、心律失常、胸痛、出汗、情绪不安等药物过量的症状时,要立即通知医师处理。

3.对症护理

对于便秘患者,遵医嘱给予轻泻剂,指导患者每日定时排便,适当增加运动量,以促进排便。注意皮肤防护,及时清洗并用保护霜,防止皮肤干裂。适量运动,注意保护,防止外伤的发生。

4.黏液性水肿昏迷的护理

(1)保持呼吸道通畅,吸氧,备好气管插管或气管切开设备。

(2)建立静脉通道,遵医嘱给予急救药物,如左甲状腺素,氢化可的松静脉滴注。

(3)监测生命体征和动脉血气分析的变化,观察意识,记录出入量。

(4)注意保暖,主要采用升高室温的方法,尽量不局部热敷,以防烫伤。

（三）健康教育

1.用药指导

告知患者终身坚持服药的重要性和必要性以及随意停药或变更药物剂量的危害；告知患者服用甲状腺激素过量的表现，提醒患者发现异常及时就诊；长期用甲状腺激素替代者每6～12个月到医院检测1次。

2.日常生活指导

指导患者注意个人卫生，注意保暖，注意行动安全。防止便秘、感染和创伤。慎用催眠药、镇静药、止痛药、麻醉药等。

3.自我观察

指导患者学会自我观察，一旦有黏液性水肿的表现，如低血压、体温低于35℃、心动过缓，应及时就诊。

第三节　甲状腺炎

一、概述

亚急性甲状腺炎（subacute thyroiditis）在临床上较为常见，多见于20～50岁成人，但也见于青年与老年，女性多见，3～4倍于男性。

慢性淋巴细胞性甲状腺炎（chronic lymphocytic thyroiditis）又称桥本病（Hashimoto disease）或桥本甲状腺炎。目前认为本病与自身免疫有关，又称自身免疫性甲状腺炎。本病多见于中年妇女，有发展为甲状腺功能减退的趋势。

二、护理评估

（一）健康评估

1.亚急性甲状腺炎

本病可能与病毒感染有关，起病前常有上呼吸道感染。发病时，患者血清中对某些病毒的抗体滴定度增高，包括流感病毒、柯萨奇病毒、腺病毒、腮腺炎病毒等。

2.慢性淋巴细胞性甲状腺炎

目前认为本病病因与自身免疫有关。本病患者血清中抗甲状腺抗体、包括甲状腺球蛋白抗体与甲状腺微粒体抗体常明显升高。甲状腺组织中有大量淋巴细胞与浆细胞浸润。本病可与其他自身免疫性疾病同时并存，如恶性贫血、舍格伦综合征、慢性活动性肝炎、系统性红斑狼疮等。本病患者的淋巴细胞在体外与甲状腺组织抗原接触后，可产生白细胞移动抑制因子。上述情况也可在格雷夫斯（Graves）病与特发性黏液性水肿患者中见到，提示三者有共同的发病因素。因此，Graves病、特发性黏液性水肿与本病统称为自身免疫性甲状腺病。自身免疫性甲状腺病也可发生于同一家族中。

（二）临床症状与评估

1.亚急性甲状腺炎

（1）局部表现：早期出现的最具有特征性的表现是甲状腺部位的疼痛，可先从一叶开始，以后扩大或转移到另一叶，或者始终局限于一叶。疼痛常向颌下、耳后或颈部等处放射，咀嚼或吞咽时疼痛加重。根据病变侵犯的范围大小，检查时可发现甲状腺弥漫性肿大，可超过正常体积的2倍；或在一侧腺体内触及大小不等的结节，表面不规则，质地较硬，呈紧韧感，但区别于甲状腺癌的坚硬感；病变部位触痛明显，周围界限尚清楚；颈部淋巴结一般无肿大。到疾病恢复期，局部疼痛已消失，急性期出现的甲状腺结节如体积较小可自行消失，如结节较大，仍可触及，结节不规则、坚韧、表面不平、周围界限清楚，无触痛。有些患者病变轻微，甲状腺不肿大或仅有轻微肿大，也可无疼痛。

（2）全身表现：早期，起病急骤，可有咽痛、畏寒、发热、寒战、全身乏力、食欲不振等。如病变较广泛，甲状腺滤泡大量受损，甲状腺素释放入血，患者可出现甲状腺功能亢进的表现，如烦躁、心悸、多汗、怕热、易怒、手颤等。有些患者病变较轻，仅有轻度甲状腺功能亢进症状或无甲状腺功能亢进症状。随着病情的发展，甲状腺滤泡内甲状腺素释放、耗竭，甲状腺滤泡细胞又尚未完全修复，患者可出现甲状腺功能减退症状，如乏力、畏寒、精神差、易疲劳等。随着甲状腺滤泡细胞的修复及功能恢复，临床表现也逐渐恢复正常。

2.慢性淋巴细胞性甲状腺炎

（1）局部表现：本病起病缓慢，甲状腺肿为其突出的临床表现，一般呈中度弥漫性肿大，仍保持甲状腺外形，但两侧可不对称，质韧如橡皮，表面光滑，随吞咽移动。但有时也可呈结节状，质较硬。甲状腺局部一般无疼痛，但部分患者甲状腺肿大较快，偶可出现压迫症状，如呼吸或咽下困难等。

（2）全身表现：早期病例的甲状腺功能尚能维持在正常范围内，但血清TSH可增高，说明该时甲状腺储备功能已下降。随着疾病的发展，临床上可出现甲状腺功能减退或黏液性水肿的表现。本病但也有部分患者甲状腺不肿大、反而缩小，而其主要表现为甲状腺功能减退。慢性淋巴细胞性甲状腺炎也可出现一过性甲状腺毒症，少数患者可有突眼，但程度一般较轻。本病可与Graves病同时存在。

（三）辅助检查及评估

1.亚急性甲状腺炎

早期血清T_3、T_4。等可有一过性增高，红细胞沉降率明显增快，甲状腺摄碘率明显降低，血清甲状腺球蛋白也可增高；以后血清T_3、T_4降低，TSH增高；随着疾病的好转，甲状腺摄碘率与血清T_3、T_4等均可恢复正常。

2.慢性淋巴细胞性甲状腺炎

（1）血清甲状腺微粒体（过氧化物酶）抗体、血清甲状腺球蛋白抗体：明显增加，对本病有诊断意义。

（2）血清TSH：可升高。

（3）甲状腺摄碘率：正常或增高。

（4）甲状腺扫描：呈均匀分布，也可分布不均或表现为冷结节。

（5）其他实验室检查：红细胞沉降率（ESR）可加速，血清蛋白电泳丙种球蛋白可增高。

三、护理目标

（1）患者住院期间疼痛发生时能够及时采取有效的方法缓解。

（2）患者住院期间体温维持正常。

（3）患者住院期间体重不下降并维持在正常水平。

（4）患者住院期间能够复述对其进行健康教育的大多部分内容，能够说出、理解并能够执行，配合医疗护理有效。

（5）患者住院期间主诉焦虑有所缓解，对治疗有信心。

四、护理措施

（一）生活护理

嘱患者尽量卧床休息，减少活动，评估患者疼痛的程度、性质，可为患者提供舒适的环境，使其放松，教会患者自我缓解疼痛的方法如分散注意力等，必要时可遵医嘱给予止痛药缓解疼痛，注意观察用药后有无不良反应发生。

（二）病情观察

观察患者生命体征，主要是体温变化和心率变化。体温过高时采取物理降温，并按照高热患者护理措施进行护理，并注意监测降温后体温变化，嘱患者多饮水或其喜爱的饮料。

（三）饮食护理

嘱患者进食高热量、高蛋白质、高维生素并易于消化的食物，指导患者多摄入含钙丰富的食物，防止治疗期间药物不良反应引起的骨质疏松，同时对于消瘦的患者应每日监测体重。

（四）用药护理

1.亚急性甲状腺炎

轻症病例用阿司匹林、吲哚美辛等非甾体抗炎药控制症状。阿司匹林0.5～1.0g，每日2～3次，口服，疗程一般在2周左右。症状较重者，可给予泼尼松20～40mg/d，分次口服，症状可迅速缓解，体温下降，疼痛消失，甲状腺结节也很快缩小或消失。用药1～2周后可逐渐减量，疗程一般为1～2个月，但停药后可复发，再次治疗仍有效。有甲状腺毒症者可用普萘洛尔控制症状。如甲状腺摄碘率已恢复正常，停药后一般不再复发。少数患者可出现一过性甲状腺功能减退；如症状明显，可适当补充甲状腺制剂。有明显感染者，应对应治疗。

2.慢性淋巴细胞性甲状腺炎

早期患者如甲状腺肿大不显著或症状不明显者，不一定予以治疗，可随访观察。但若已有甲状腺功能减退，即使仅有血清TSH增高（提示甲状腺功能已有一定不足）而症状不明显者，均应用甲状腺制剂治疗。一般采用干甲状腺片或左甲状腺素，剂量视病情反应而定。宜从小剂量开始，干甲状腺片20mg/d，或左甲状腺素25～50μg/d，以后逐渐增加。维持剂量为干甲状腺片60～180mg/d，或左甲状腺素100～150μg/d，分次口服。部分患者用药后甲状腺可明显缩小。疗程视病情而定，有时需终身服用。

3.伴有甲状腺功能亢进

伴有甲状腺功能亢进的患者，应予以抗甲状腺药物治疗，但剂量宜小，否则易出现甲状腺功能减退。一般不采用放射性碘或手术治疗，否则可出现严重黏液性水肿。

糖皮质激素虽可使甲状腺缩小与抗甲状腺抗体滴定度降低，但具有一定不良反应，且停药后可复发，故一般不用。但如甲状腺迅速肿大或伴有疼痛、压迫症状者，可短期应用以较快缓解症状。每日泼尼松30mg，分次口服。以后逐渐递减，可用1～2个月。病情稳定后停药。如有明显压迫症状，经甲状腺制剂等药物治疗后甲状腺不缩小，或疑有甲状腺癌者，可考虑手术治疗，术后仍应继续补充甲状腺制剂。

注意观察患者使用激素治疗后有无不良反应，注意患者的安全护理。

第六章

泌尿科疾病护理

第一节 前列腺增生

前列腺增生为老年男性常见病。前列腺增生是细胞增多，不是肥大。男性35岁后前列腺可有不同程度增生，多于50岁以后出现临床症状。

病因尚不完全清楚，目前公认的与男性激素代谢异常有关。前列腺腺体分为围绕尿道腺体、外周腺体两部分，整个腺体分为5叶即前叶、后叶、左侧叶、右侧叶和中叶。前列腺的增生从围绕尿道精阜部的这部分腺体的纤维细胞增生开始，逐渐向其他部分腺体延伸，增生部分的腺体将周围组织压扁形成假包膜（外科包膜），两部分腺体有明显分界线。腺体增生后压迫尿道或含有丰富 α 肾上腺素能受体的平滑肌收缩引起机械性和功能性排尿困难。

由于增生的前列腺组织压迫膀胱出口，膀胱逼尿肌代偿性肥大，引起逼尿肌不稳定收缩，使膀胱出口梗阻，膀胱内压力增大，甚至出现尿失禁。若逼尿肌失代偿，则不能排空膀胱内尿液，出现残余尿，严重者可有膀胱收缩无力，出现充溢性尿失禁或无症状慢性尿潴留，尿液的反流导致上尿路积水、肾功能损害等。梗阻后的膀胱内尿潴留，易形成膀胱结石，也可继发感染。

前列腺增生致膀胱轻度梗阻或不能耐受手术的患者可用非手术方法治疗，如药物、射频、微波、超声聚焦、激光等措施。对非手术治疗效果不佳、尿路梗阻较重或残余尿量超过50mL者，应酌情选用手术治疗，如经尿道前列腺切除术、耻骨上经膀胱前列腺切除术、耻骨后前列腺切除术、经会阴前列腺切除术及姑息性膀胱造瘘术。

一、护理评估

（一）病史

包括年龄、发病诱因，既往排尿困难情况及治疗经过，有无其他伴随疾病，如心脑血管疾病、肺气肿、糖尿病等。

（二）临床表现

1.尿频

尿频是最初症状，夜间较明显。早期因前列腺充血刺激引起，随梗阻加重，残余尿量增多，膀胱有效容量减少，尿频更加明显。

2. 排尿困难

进行性排尿困难是前列腺增生最重要的症状，发展缓慢。轻度梗阻时排尿迟缓、断续、尿后滴沥。梗阻严重时排尿费力、射程缩短，尿线细而无力，终呈滴沥状。

3.尿潴留

梗阻严重者膀胱残余尿增多，长期可导致膀胱收缩无力，发生尿潴留，并可出现充溢性尿失禁。前列腺增生的任何阶段，可因受凉、劳累、饮酒等使前列腺突然充血、水肿，发生急性尿潴留。

4. 其他症状

前列腺增生时因局部充血可发生无痛血尿。若并发感染或结石，可有尿急、尿痛等膀胱刺激症状，少数患者晚期可出现肾积水和肾功能不全表现。

5. 国际前列腺症状评分（IPSS）

询问患者有关排尿的7个问题，根据症状严重程度对每个问题进行评分（0～5分），总分为0～35分（无症状至非常严重的症状）。其中0～7分为轻度症状，8～19分为中度症状，20～35分为重度症状。尽管IPSS分析力图使症状改变程度得以量化，但仍会受到主观因素的影响。

体格检查：急性尿潴留时，下腹部膨隆；耻骨上区触及充盈的膀胱；直肠指检，前列腺增大、表面光滑，富于弹性，中央沟变浅或消失。可按照腺体增大的程度把前列腺增生分成3度。Ⅰ度肿大：前列腺较正常增大1.5～2倍，中央沟变浅，突入直肠的距离为1～2cm。Ⅱ度肿大：腺体呈中度肿大，大于正常2～3倍，中央沟消失或略突出，突入直肠2～3cm。Ⅲ度肿大：腺体肿大严重，突入直肠超过3cm，中央沟明显突出，检查时手指不能触及上缘。

（三）实验室及其他检查

1.超声检查

在耻骨上探查，可以测得膀胱内的残余尿量。而残余尿量的存在是前列腺增生患者在疾病发展过程中的重要参考指标。通常残余尿在20～40mL时多为轻度增生，41～60mL为中度增生，60mL以上为重度增生。采用特制超声波探头插入直肠5～8cm处可探及前列腺，前列腺增生时，回声图上进出波距离增宽，尿道波之外尚可见少许微波。声像图上可见前列腺横径和纵径都增大，前列腺中叶增生明显者，可见有突向膀胱的暗区。

2.尿道膀胱镜检查

尿道膀胱镜检查可了解尿道、前列腺、膀胱颈及膀胱的情况，但不宜作为前列腺增生的常规检查。当临床表现为下尿路梗阻而直肠指检前列腺无明显增大或出现肉眼血尿时，应进行尿道膀胱镜检查。前列腺增生镜下可见尿道延长，颈部凹面消失，输尿管口间距离增大，输尿管口与膀胱颈距离增宽.膀胱内壁可有小梁、憩室或结石形成。两侧叶增生时，膀胱颈部两侧呈圆弧状凸起，致使尿道内口变为纵行裂缝时，膀胱三角隆起。中叶增生时，膀胱颈下唇边缘呈半圆弧状隆起，或为一球状物突出膀胱内，而膀胱颈其他部位窥镜视野均呈半月形。三叶增生时，增生的前列腺突出于膀胱颈口，形成3个肥厚、光滑的半圆形弧状隆起，使整个膀胱颈呈"V"形。

3.尿流率测定

一般认为，尿量在200～500mL时，正常男性最大尿流率（MFR）≥20mL/s。MFR≤15mL/s提示排尿功能异常，MFR≤10mL/s则为排尿功能明显异常。前列腺增生所致的膀胱出口梗阻，除表现为最大尿流率明显降低外，还可见低丘斜坡型、不规则低平曲线或重度低平曲线，且梗阻越严重，曲线高度越低。

4.尿道X线检查

腹部平片可了解有无前列腺及膀胱结石；排泄性尿路造影可了解尿路梗阻以及肾功能情况；膀胱造影可显示膀胱颈部或底部受压变形情况；尿道造影可显示前列腺尿道段的狭窄程度等。

二、护理措施

（一）术前护理

向患者讲解疾病的相关知识，取得其信任。同时讲解做好充分术前准备的重要性，消除其对疾病的疑虑。对于急性尿潴留患者，及时配合医生行导尿或耻骨上膀胱穿刺抽出尿液。有较重的排尿困难或残余尿多的患者，行导尿术，以持续引流膀胱。对于合并有心血管、肺部疾病患者，按医嘱积极治疗。嘱患者戒烟、忌饮酒，减少急性尿潴留的发生。按医嘱使用抗生素预防或治疗感染。鼓励患者多起床活动、加强营养，以提高机体对手术的耐受能力。

（二）术后护理

（1）执行泌尿外科手术后护理常规。

（2）取平卧位，3d后改半卧位。

（3）手术后，患者常放置气囊导尿管，需接膀胱冲洗装置，进行持续膀胱冲洗，以免血液在膀胱内凝固，堵塞导尿管。一般持续冲洗6～12h，后改为每日冲洗2～4次。

（4）密切观察血压、脉搏的变化，血压降低，脉搏加快，通知医师及时处理。术后手术野出血不止，可随尿液引出。应检查留置气囊导尿管气囊内充液情况，一般可充水20～30mL，以压迫前列腺窝达到止血作用。出血较多时可在膀胱冲洗液中加入氨甲苯酸或凝血质，注入后夹管保留药物30min左右，并可重复用药。也可用4～5℃低温生理盐水冲洗或注射止血剂。如气囊导尿管已拔除，则应再置入。

（5）术后5d内一般不进行肛管排气或灌肠，避免因用力排便而引起前列腺窝出血。便秘时可按医嘱给缓泻剂。

（6）术后按医嘱应用抗生素防治感染。要定时清洁尿道外口的分泌物。

（7）加强口腔和皮肤护理，鼓励和协助患者咳痰，定时翻身，保持皮肤清洁干燥，预防并发症。

（8）在拔尿管前2d，夹闭导尿管，每3～4h间断放尿1次，训练膀胱的排尿功能。

（9）拔除耻骨上膀胱造瘘者，注意是否有漏尿情况，敷料浸湿者应及时更换。

（10）持续导尿10～14d后拔除尿管。拔除尿管1周后，进行尿道扩张，预防尿道狭窄。

三、健康教育

（1）保持大便通畅，避免用力排便引起腹压增高，导致继发性出血，便秘时可口服缓泻剂。

（2）术后漏尿为暂时现象，应注意保护造瘘口周围皮肤清洁、干燥，及时更换浸湿的敷料，减少尿液对周围组织的刺激。

（3）前列腺切除术后6周内应避免性生活、持重物、长途步行，禁烟酒。

（4）导尿管拔除后可有暂时性尿失禁现象，告知患者可能与手术或炎症有关；指导患者按时服用抗生素，同时进行肛门括约肌收缩锻炼，尽快恢复排尿功能。

第二节　肾结核

泌尿系结核是全身结核的一部分，包括肾、输尿管、膀胱和尿道结核，其中主要是肾结核。肾结核多发生于20～40岁的青壮年，男性多于女性。约90%为单侧性，约10%为双侧性。泌尿系结核大多继发于肺结核，少数继发于骨关节结核和肠结核。

一、护理评估

（一）健康史

询问患者时应了解其年龄、性别、生存的环境、营养状况、发病时间，既往有无肺结核及骨关节结核或消化道结核病史。

（二）身体状况

肾结核病程较长，早期常无明显症状，仅尿中可发现结核杆菌。病变进一步发展，可有典型临床症状。

1.尿频、尿急、尿痛

这是肾结核的典型症状之一，尿频往往是最早出现的症状，随病变发展再逐步出现尿急和尿痛。症状呈进行性加重，初期以夜尿次数增多为主，后发展到白天排尿次数也增多，晚期膀胱挛缩，容量小到50mL以下者可出现严重的尿频，每日可达数十次，甚至出现尿失禁，与尿液中结核杆菌及其毒素刺激膀胱、结核性膀胱炎、结核性溃疡、膀胱挛缩有关。

2.血尿

这是肾结核的另一常见症状，部分患者可能是最初症状，常于尿频、尿痛后发生，可为肉眼或镜下血尿。大多数患者表现为终末血尿，为排尿时膀胱收缩引起膀胱结核性溃疡出血所致；少数患者因肾脏病变而出血，表现为全血尿。

3.脓尿

这也是常见症状，由于继发感染及病肾不断排出干酪样物质，尿液浑浊，严重者呈洗米水样，显微镜下可见大量脓细胞。

4.腰痛和肿块

肾结核一般无明显腰痛；当病变累及肾被膜或发展成结核性脓肾时，可出现腰酸及腰部隐痛；血块、脓块或坏死细胞堵塞输尿管，可引起绞痛。较大肾积脓或肾积水时，可出现腰部肿块。

5.全身症状

全身症状大多不明显，晚期肾结核或合并有其他器官的活动性结核病灶时，可有发热、盗汗、贫血、消瘦、乏力、食欲不振和红细胞沉降率快等典型结核症状。严重时影响肾功能，可出现尿毒症表现。

（三）辅助检查

1.尿常规检查

尿液性质呈酸性，尿蛋白阳性，镜下可见大量红细胞和白细胞。将尿沉渣涂片做抗酸染色查结核杆菌，阳性率为50%～70%；普通培养无细菌生长，尿结核杆菌培养阳性率为80%～90%，虽培养时间需6～8周，但对肾结核的诊断有决定性意义。

2.影像学检查

（1）泌尿系统X线平片可见到病肾斑点状钙化影，甚至全肾钙化。

（2）排泄性尿路造影及逆行性肾盂造影可显示病变部位和范围，也可以显示肾功能。早期肾结核表现为肾盏、肾盂边缘模糊不整，如虫蛀状；继而出现空洞或空洞部分不充盈；肾实质广泛破坏、肾功能丧失时，则不显影。输尿管常有狭窄、僵硬或继发性扩张。

（3）B超可了解双肾的大小、轮廓，有无空洞、钙化和肾积水。

（4）CT和MRI：CT对中晚期肾结核能清楚地显示扩大的肾盏、肾盂、皮质空洞及钙化灶；MRI成像对诊断肾结核对侧肾积水有特殊意义。

3.膀胱镜检查

可见膀胱黏膜充血、水肿和结核结节，以患侧输尿管口附近及三角区为显著。后期出现结核性溃疡及瘢痕，患侧输尿管口呈洞穴状改变。必要时取活组织检查，以明确诊断。若病变严重，形成容量小于50mL的挛缩膀胱，则禁行膀胱镜检查。

（四）治疗与效果

根据患者全身情况和肾结核病变程度，综合应用全身支持疗法、抗结核药物治疗和手术治疗。抗结核药物治疗适用于早期肾结核。凡药物治疗6～9个月无效，肾破坏严重者，应在药物治疗的配合下行手术治疗。常用的手术有肾病灶清除术、肾部分切除术、肾切除术、输尿管狭窄段切除术及挛缩膀胱扩大术等。

二、常见护理诊断与护理目标

（一）常见护理诊断

（1）排尿型态异常：与结核性膀胱炎、膀胱挛缩有关。

（2）营养失调，低于机体需要量：与结核病消耗及不能摄入足够营养有关。

（3）焦虑/恐惧：与病情迁延不愈，担心手术有关。

（4）有药物中毒的危险：与药物不良反应大和疗程长有关。

（5）潜在并发症：肾功能不全、手术后出血、手术后感染等。

（二）护理目标

能维持正常的排尿型态；营养不良情况改善，机体抵抗力增强；患者焦虑或恐惧减轻；药物不良反应得到及时防治；并发症不发生或发生可能够及时发现和处理。

三、护理措施

（一）非手术治疗与术前护理

（1）一般护理。加强营养，给予高蛋白、高热量、高维生素易消化饮食；注意休息，适当进行户外活动，避免劳累；多饮水，以减轻结核性脓尿对膀胱的刺激。

（2）心理护理。告知患者综合应用全身支持疗法、抗结核药物治疗和手术治疗的重要性，鼓励患者主动配合治疗。关心、体贴、安慰患者，消除患者的焦虑情绪，使患者保持愉快的心情更有利于结核病的康复。

（3）病情观察。应定期协助患者做好尿液常规和尿结核杆菌检查、泌尿系造影、B超及肝、肾功能检查等，以观察药物治疗效果。

（4）用药护理。使用抗结核药物治疗期间，应长期观察药物的不良反应和对肝、肾的损害，测听力、视力等。若出现恶心、呕吐、耳鸣、听力下降等症状，及时报告医生并做相应处理。

（5）术前准备。除做好术前常规准备外，还需行重要脏器功能检查，了解肾外有无结核，有则对症治疗和护理，增强患者对手术的耐受力。肾全切除术前需用抗结核药物2周以上，肾部分切除术前需用抗结核药物3～6个月，以控制感染灶。

（二）术后护理

（1）一般护理。①体位与休息：肾切除患者血压平稳后，可取半卧位，早期下床活动，促进胃肠功能恢复，减轻腹胀。肾结核病灶清除或肾部分切除的患者，为防止继发性出血或肾下垂，应卧床休息7～14d，减少活动。②饮食：若肛门排气，可进营养丰富、易消化的食物。

（2）病情观察。①肾部分切除术后易并发出血，应密切观察患者的血压、脉搏、伤口引流液、尿液的变化。可表现为大量血尿；伤口内引流出的血性液体不断增多，每小时超过100mL或总量达到300～500mL；术后7～14d因咳嗽、便秘等引起腹内压增高时，突然出现虚脱、血压下降、脉搏加快等症状。以上情况均提示有内出血可能，应尽快通知医师并做相应处理。②观察健肾功能：病肾切除后，观察健肾功能非常重要。术后连续3d准确记录24h尿量，特别要观察第一次排尿的时间、尿量、颜色。若手术后6h仍无排尿或24h尿量较少，说明健侧可能有肾功能不全，应通知医师处理。

（3）引流护理。对留置有肾盂、输尿管等引流管的患者。

（4）并发症的观察预防及护理。术后3d内每日测体温4次；定期复查血白细胞计数；切口敷料若渗湿要及时更换；保持引流通畅，适时拔管，严格无菌操作；规范使用抗生素。

第三节　泌尿系统结石

一、病因

泌尿系统结石是泌尿系统常见的疾病之一，又称尿石症、尿路结石，包括肾结石、输尿管结石、膀胱结石和尿道结石。根据解剖位置泌尿系统结石分为上尿路结石（肾和输尿管结石）和下尿路结石（膀胱和尿道结石）。

泌尿系统结石的病因比较复杂，形成机制尚不完全清楚。大量研究表明，结石的形成是多种因素影响的结果。

（一）流行病学因素

1.性别和年龄

男女发病比例为3∶1，上尿路结石男女发病比例相近，下尿路结石男性多于女性。结石的好发年龄为25～40岁。女性患者易患感染性结石，老年男性患者发生的膀胱结石与前列腺增生导致的尿路梗阻有关。

2.种族

有色人种比白种人患病率低。在我国，随着生活水平的提高、饮食的不合理搭配、蛋白质和糖分摄入过多，肾结石的新发病例也呈增加的趋势。

3.职业

高温作业、飞行员、海员、外科医生、办公室人员等发病率高。

4.地理环境和气候

泌尿系统结石的发病有明显的地区性差异，山区、沙漠和热带、亚热带等地区气候湿热、干旱，发病率较高。

5.饮食和营养

饮食的成分和结构对尿路结石的形成有着重要的影响，大量摄入动物蛋白、精制糖可增加上尿路结石形成的危险性。其他成分如脂肪、尿酸、草酸、钙、维生素等对结石的形成也有一定的影响。

6.水分的摄入

水分摄入量与损失量失衡有利于结石的形成。

7.疾病

胱氨酸尿症和原发性高尿酸尿症、家族性黄嘌呤尿等属常染色体隐性遗传性疾病，先天性畸形（如马蹄肾、肾盂输尿管连接部狭窄等）、代谢性疾病（如甲状腺功能亢进症等）等也与结石的形成有关。

（二）尿液因素

1.形成结石的物质排出增加

如钙、草酸、尿酸等。见于长期卧床、甲状腺功能亢进症、痛风等疾病；或服用维生素D、维生素C、皮质激素等药物。

2.尿pH改变

尿液呈碱性时易形成磷酸镁铵及磷酸盐结石，尿液呈酸性时易形成尿酸和胱氨酸结石。

3.尿路感染

易形成磷酸镁铵结石。

4.其他

尿中抑制晶体形成和聚集的物质如枸橼酸、酸性黏多糖等减少。

（三）泌尿系统解剖结构异常

泌尿系统任何部位的梗阻、狭窄和憩室部位都易形成结石。此外，各种异物滞留于尿路内也可形成结石，如长期留置的导尿管、进入尿路的各种异物等。

尿路结石的基本病理改变是直接损伤、梗阻、感染、恶性变，这些病理改变与结石的部位、大小、数目、继发炎症和梗阻程度等有关。结石常停留或嵌顿的部位是输尿管的3个生理狭窄处，以输尿管下1/3处最多见。感染可加速结石的增长和肾实质的损害，因此结石与感染互为因果关系。

二、上尿路结石

（一）临床表现

1.症状

上尿路结石主要症状是与活动有关的疼痛和血尿，较大的鹿角型结石一般无明显症状。

（1）疼痛：肾结石可引起肾区的疼痛，部分患者平时无明显症状，在活动后出现腰部钝痛；较小的肾结石活动范围较大，症状明显，刺激输尿管的剧烈蠕动诱发肾绞痛，患者表现为活动后突然出现腰部或上腹部阵发性疼痛、剧烈难忍，大汗，还可伴有恶心和呕吐。此外，输尿管结石也可引起肾绞痛，并沿输尿管走行放射至同侧腹股沟、大腿内侧，乃至同侧睾丸或阴唇。若结石位于输尿管膀胱壁段或输尿管口，可伴有膀胱刺激症状以及尿道和阴茎头部放射痛。

（2）血尿：表现为肉眼或镜下血尿，一般于活动后出现，与结石对尿路黏膜的损伤有关。结石固定不动时也可无血尿。

（3）恶心、呕吐：肾绞痛时，输尿管管腔压力升高，管壁局部扩张、痉挛和缺血，由于输尿管与肠有共同的神经支配因而可引起恶心、呕吐的症状。

（4）膀胱刺激征：当结石伴有感染或结石位于输尿管膀胱壁段时，可出现尿频、尿急和尿痛的膀胱刺激征。

（5）并发症：结石继发感染时可有急性肾盂肾炎或肾积脓，患者表现为发热、寒战等全身症状。结石引起一侧或双侧尿路梗阻时，可导致一侧肾脏功能受损、无尿或尿毒症。

2.体征

肾结石患者肾区可有明显的叩击痛。

（二）辅助检查

1.实验室检查

可见到肉眼或镜下血尿，伴有尿路感染时可为脓尿、细菌培养阳性。

2.影像学检查

泌尿系统平片能发现95%以上的结石，纯尿酸结石不显影；B超可以显示结石的大小、位置，以及肾积水、囊性病等病变；排泄性尿路造影还可了解肾盂、肾盏的形态及肾功能的改变，有助于判定有无尿路结构改变。纯尿酸结石和胱氨酸结石在X线下不显影，可以使用CT。放射性核素肾成像，可以了解肾功能受损害的程度及评价治疗后肾功能恢复情况。

3.内镜检查

对于不能确定的结石进行肾镜、输尿管镜和膀胱镜检查以确定有无结石存在，同时还可进行治疗。

（三）护理措施

1.保守治疗的护理

（1）饮食护理。根据结石的成分有针对性地指导患者调整饮食，注意向患者讲明饮食疗法的重要性，以增强其依从性。高钙饮食的患者需减少钙的摄入；草酸钙结石患者宜低钙、低草酸、低脂肪饮食，多食含纤维素丰富的食物，避免大量服用维生素C，增加B族维生素的摄取量；尿酸结石的患者宜低嘌呤饮食，限制肝、脑、肾等动物内脏的摄入。指导患者每日保证足够的饮水量，每日液体摄入最好在3 000～4 000mL，维持每日尿量在2 000mL以上最佳。需将全日饮水量平均分配，分别于晨起、餐间和睡前给予。大量饮水可促使小的结石排出，稀释尿液，防止尿石结晶形成，减少晶体沉积，延缓结石增长速度。若合并感染，大量的尿液可促进引流，利于含有细菌的尿液及时排出体外，促进感染的控制。

（2）活动。活动可以促进结石的排出，如患者没有尿路梗阻，在指导患者大量饮水的同时，可让患者在身体允许的情况下进行一些跳跃活动或其他体育运动，以促进结石的排出。

（3）肾绞痛的护理。遵医嘱联合应用解痉与镇痛剂。肾区局部热敷以减轻疼痛。患者若伴有严重的恶心、呕吐时，需禁食水、遵医嘱从静脉补充液体和电解质。

（4）血尿的护理。有血尿的患者，护士应指导患者放松，多饮水，一般可减轻。

2.体外冲击波碎石患者的护理

（1）饮食护理。术后即可进食水，应指导患者多饮水以促进结石的排出。若患者出现头晕、恶心、呕吐等症状，可指导患者卧床休息，适当禁食，从静脉补充营养和水分。

（2）观察碎石排出情况。每次排尿后用滤过网或纱布滤过尿液，观察碎石的排出情况。

（3）活动。碎石后应经常变换体位，适当活动以促进碎石排出。

（4）并发症的观察及护理。ESWL术并发症包括肾绞痛、尿路梗阻、血尿、发热、皮肤损伤等。过多细碎的结石迅速大量涌入输尿管，积聚形成"石街"引起尿路梗阻，也可合并继发感染等，严重者可引起肾功能改变，常见于巨大肾结石碎石后，患者可出现腰部的疼痛或不适，因此碎石后48h指导患者卧床休息，多饮水，使结石随尿液缓慢、逐渐地排出。血尿的患者指导其不必紧张，主要是由于结石在移动过程中对黏膜损伤所致，一般多饮水即可缓解，不需特殊处理。部分患者术后会出现发热，主要是由于感染性结石内的细菌播散、术后出现梗阻合并感染所致，因此术后注意监测患者体温变化，超过38.5℃可采用物理降温，若患者出现寒战、高热应急查血常规，并做血培养，遵医嘱给予药物降温。碎石术后患者局部皮肤会出现发红、发热等皮肤损伤，指导患者不要用手抓挠，1～2d即可恢复。

3.输尿管镜取石或碎石术患者的护理

术前准备同外科一般手术，进入手术室需要携带患者影像学资料，以利于术中结石的定位。术后护理内容如下。

（1）饮食护理。术后4～6h可进食水，指导患者多饮水"自然冲洗"尿路，防止泌尿系统感染，促进结石的排出。

（2）尿管护理。术后留置导尿管，1～2d即可拔除。留置导尿管期间保持会阴部清洁，遵医嘱应用抗生素，预防感染。

4.双J形输尿管支架引流管护理

（1）留置导尿管的护理。为防止膀胱压力增加后使尿液通过双J形输尿管支架引流管逆流引起感染而留置导尿管，按尿管的常规进行护理，需注意观察引出尿液的颜色、性状与尿量情况。一般术后3d血尿应逐渐减轻，活动后可稍加重，无须特殊处理。指导患者多饮水，保证每日尿量在1 500mL以上，可减轻血尿的颜色，同时还可防止结石的形成。出血严重者可遵医嘱应用止血药。出院前拔除尿管。

（2）并发症护理。

1）膀胱输尿管反流。双J形输尿管支架引流管放置后，肾盂输尿管圆锥失去充盈刺激，致使输尿管蠕动明显减弱或消失，膀胱输尿管抗反流机制被解除，长期留置可致输尿管末端被动扩张。在排尿状态下，膀胱内压力升高，膀胱内尿液除大部分通过尿道排出体外，另有少量尿液通过双J形输尿管支架引流管腔反流至肾盂，引起逆行感染，导致腰腹部疼痛不适、肾盂肾炎，远期可致肾功能受损。因此术后要减少增加腹压的任何因素，预防大便干燥，避免用力咳嗽和排便以及腹压排尿等造成膀胱压突然升高的动作，增加排尿次数并及时排空膀胱，缓慢地增加膀胱压，不可憋尿，避免尿液反流。

2）尿路刺激征。由于双J形输尿管支架引流管放置位置不当或移动致使膀胱内导管过长刺激膀胱三角区或后尿道。若症状明显者应给予解痉治疗，严重者需通过膀胱镜调整双J形输尿管支架引流管的位置。

3）疼痛。由于双J形输尿管支架引流管刺激引起输尿管平滑肌痉挛可导致肾绞痛，应嘱患者注意休息，运用放松技巧，分散注意力，适当应用解痉镇痛药物治疗。

4）感染。这是常见的并发症，可引起膀胱刺激症状，严重者可出现发热、菌尿、脓尿等。应用抗生素、缩短置管时间、及时拔除，是防止感染的有效措施。

5）输尿管穿孔。患者可出现尿液外渗，表现为腰部不适或疼痛，伴有感染时体温升高。应及时发现给予对症处理。

（四）经皮肾镜取石或碎石术患者的护理

1.术前护理

重点内容是帮助患者建立战胜疾病的信心，使其恢复正常心态，以提高对手术的耐受力。

（1）心理准备。向患者详细讲解经皮肾镜取石或碎石术的优越性，介绍成功病例，鼓励患者积极配合，以利于术后康复。对于存在心理顾虑的患者应多做解释与疏导工作，以增强其自信心。

（2）手术体位的训练。患者在手术过程中分别需要采取截石位和俯卧位，患侧抬高20°～25°。术前护士应指导患者进行手术体位的训练，尤其是俯卧位，一般患者难以耐受，且复杂的结石手术时间长，体位的改变对患者呼吸及循环系统的影响较大，因此应指导患者从俯卧位30min开始练习，逐渐延长至45min、1h、2h等。通过训练使患者能耐受体位的改变，同时使呼吸及循环系统得到一定的适应，减少术中、术后心血管意外的发生。

（3）控制疼痛与感染。患者存在肾绞痛时应及时采取镇痛、对症处理。术前感染的控制是手术及术后患者安全的保证，术前需应用广谱抗生素药物治疗。对于伴有感染的患者，如高热达39℃以上应及时进行血培养及药敏试验，选择敏感的抗生素，同时配合物理及药物降温，直至体温平稳、血常规白细胞计数正常3d以上方可手术。

（4）术前准备。同一般手术常规。

2.术后护理

术后重点是做好病情观察，协助患者顺利康复，及时发现并治疗并发症。

（1）监测患者生命体征。术后给予患者去枕平卧位6h，根据患者手术时间与胃肠功能适当禁食水，心电监护24h。如果患者出现血压下降、心率增快、呼吸加快，应高度怀疑有出血的可能，注意观察肾造瘘管及尿管引出尿液的性质与量，及时通知医生采取措施。注意观察患者体温变化，术中冲洗易导致尿路细菌或致热源通过肾血管吸收入血引起菌血症，患者术后出现体温升高，甚至可达39.5℃以上，及时使用敏感抗生素治疗并配合物理或药物降温。尽管术前使用抗生素，尿培养无细菌生长，仍有部分患者取出感染性结石后，出现菌尿、脓毒败血症，甚至休克，因此应注意观察患者有无感染性休克的表现，如体温超过40℃，出现血压下降、心率加快、神情恍惚等休克症状。若有出血倾向不及时处理，会迅速导致病情恶化，甚至出现弥散性血管内出血（DIC），危及患者生命。

（2）肾造瘘管及留置导尿管的管理。

1）严密观察肾造瘘管及尿管引流尿液的颜色、性状和量，准确做好记录。出血是经皮肾镜术最常见、最严重的并发症之一，若不及时处理，患者很快会出现休克。大部分患者术后出血量不多，逐渐减少，术后第1日转清，无须特殊处理。若引流尿液颜色鲜红，量较大，则可能有肾血管出血，应立即通知医生夹闭肾造瘘管，使血液在肾、输尿管内压力升高，形成压力性止血，5～10min后再次观察有无进行性出血情况，6h和8h后打开，引流液的颜色逐渐减轻，24h后一般可转为淡红色。

2）保持尿管的通畅，保证有效的引流。如出现造瘘管周围有渗血或渗尿应考虑管道是否堵塞，可用手指向远端挤压造瘘管，或用注射器抽吸，或以无菌生理盐水少量、多次、低压反复冲洗。固定好肾造瘘管，严防脱落。

3）注意观察腹部症状和体征。定期询问患者有无腹胀、腹痛等症状，腹部查体有无腹部压痛、反跳痛等体征，警惕尿漏引起的腹膜炎发生。

4）执行留置导尿管的护理常规。

（3）留置双J形输尿管支架引流管的护理：参见第137～138页。

（4）活动指导：根据患者肾造瘘管及尿管引流尿液的情况指导患者活动，术后需绝对卧床，给予患者肢体按摩，指导其双下肢被动和主动的活动，也可穿腿长形的弹力袜，防止下肢深静脉血栓形成，交接班时注意评估并记录患者双下肢有无肿胀、麻木与疼痛，皮肤温度有无升高，足背动脉搏动是否明显，一旦出现上述任何情况都应及时通知医生。如术后5～7d患者引流的尿液逐渐转清为淡粉色，甚至为黄色时可以指导患者床上活动，注意观察引流尿液的情况，如颜色未加深，可指导患者增加活动量，从床边到离床活动。重点在于指导患者活动量从小到大逐渐过渡，防止突然增加活动后出现虚脱或直立性低血压，严重者会由于血液循环加速导致栓子脱落诱发肺梗死、脑梗死以及心肌梗死发作。认真做好患者指导，使患者正确认知，增加依从性，顺利度过康复期。若患者活动后尿液颜色加深，应通知医生，遵医嘱再卧床休息至尿液颜色转为正常。

（五）开放性手术患者的护理

开放性手术治疗包括肾盂切开取石、肾实质切开取石、肾部分切除术、肾切除术和输尿管切开取石术等。

1.尿管护理

术后患者需留置导尿管，除肾切除术外，肾盂切开取石术、输尿管切开取石术需要留置双J形输尿管支架引流管。尿管留置时间较长，一般7～10d，目的是充分引流膀胱尿液，减轻膀胱张力，防止尿液反流。按护理常规进行尿管护理，排气后指导患者多饮水冲洗尿路，尿管的拔除时间遵医嘱执行。

2.休息与活动

肾实质切开取石术后患者需要绝对卧床休息2～4周，以减少出血。护士应向患者讲明绝对卧床的重要性，使患者配合治疗。防止增加患者活动的因素，如剧烈咳嗽会经常震动胸壁，可给患者进行雾化吸入，以稀释痰液利于咳出。

3.引流管护理

开放性手术一般均留置引流管一枚，应保持引流管的通畅，充分引流渗出的液体。准确记录24h引流量，若引流量较多，颜色较淡，则可能有尿液的漏出，保持尿管的通畅，通知医生，同时指导患者不必紧张，减少活动、多休息，可逐渐恢复。

（六）健康指导

1.饮水指导

指导患者大量饮水，若每日尿量少于1.2L，发生尿石症的危险性显著增加，稀释的尿液可延缓结石增长的速度并防止手术后结石的复发。因此成人每日饮水量最好保证尿量在2 000mL以上，夜间增加1次饮水，以保证尿液呈稀释状态，减少结晶形成。

2.饮食指导

平衡饮食最为重要，防止某一营养成分摄入过多。根据结石成分、患者体质、代谢状态等情况相应调节饮食构成。高钙尿症患者应低钙饮食；草酸盐结石的患者应限制菠菜等深绿色蔬菜的摄入，禁浓茶；尿酸结石患者应限制动物内脏等高嘌呤食物的摄入。结石患者的预防重于治疗，合理的饮食可以有效降低结石患者的复发率，因此护士应向患者讲明饮食的重要性与详细内容，提高患者的认识。

3.留置双J形输尿管支架引流管的指导

指导患者出院后不宜做四肢及腰部同时伸展动作，不做突然的下蹲动作及重体力劳动，预防便秘，减少引起腹压升高的任何因素，防止双J形输尿管支架引流管滑脱或上下移动。定时排空膀胱，不要憋尿，避免卧位排尿，防止尿液反流。指导患者注意观察尿色、尿量，有异常或排尿后腰痛不能缓解者及时就诊。提醒患者按医嘱规定的时间拔除双J形输尿管支架引流管，留置时间过长会因双J形输尿管支架引流管上附着结石而造成拔管困难。

4.用药指导

根据医嘱做好患者用药的指导。有基础疾病的患者应指导其出院后到相应门诊进行诊治。

5.复查

碎石后半个月复查腹部平片，观察碎石排出情况。必要时，重复碎石，间隔不得少于7d。

三、下尿路结石

下尿路结石包括膀胱结石和尿道结石。膀胱结石，以继发性膀胱结石多见，常见于膀胱出口梗阻、膀胱憩室、异物、神经源性膀胱或肾结石排入膀胱，男性多见。原发性膀胱结石多见于男孩，与营养不良和低蛋白饮食有关，随着我国经济的发展和生活水平的提高，已很少见。

（一）病因

1.营养

在经济水平较低的国家，新生儿营养不良，蛋白质摄入较少，患儿尿量减少且浓缩，长期低蛋白饮食导致婴儿营养不良性酸中毒，尿呈强酸性，导致膀胱内尿酸盐结石形成。母乳或牛乳喂养可以预防膀胱结石的发生。

2.下尿路梗阻

见于尿道狭窄、前列腺增生、膀胱颈部梗阻、肿瘤等情况，膀胱内尿盐沉积而形成结石，老年人多见。

3.膀胱异物

膀胱内异物，如线头、导管、金属物等均可使尿盐沉积在其周围而形成结石。

4.感染

继发于下尿路梗阻或膀胱异物的感染，尿pH升高，尿中磷酸钙、铵和镁盐沉积，形成膀胱结石。

5.其他

见于代谢性疾病、寄生虫等。

（二）临床表现

膀胱结石的典型症状为排尿突然中断，伴有排尿困难和膀胱刺激症状，改变体位后可缓解疼痛并继续排尿。排尿中断时可伴有疼痛并放射至远端尿道及阴茎头部，常伴有终末血尿。并发感染时可有脓尿。

患者排尿中断后须改变体位或摇晃身体才能继续排尿。

（三）辅助检查

1.B超检查

可确定结石的大小及位置，同时还可发现膀胱憩室、前列腺增生等情况。

2.X线检查

大多数结石能被显影。

3.膀胱镜检查

能直接看到膀胱内结石，并同时可发现膀胱内其他病变。

4.直肠指检

可扪及较大膀胱结石。

（四）护理措施

1.经尿道膀胱镜取石或碎石术

术后除技术后常规护理外，应注意保持尿管引流的通畅、观察尿管引流尿液的颜色，部分患者会出现尿液颜色较深，呈深红色，或伴有血块，应及时通知医生，必要时进行膀胱高压冲洗冲出血块或给予持续膀胱冲洗，待患者尿液颜色转为淡黄色即可停止冲洗。一般3～4d拔除尿管。

2.耻骨上膀胱切开取石术

术后患者留置导尿管、膀胱侧间隙引流管和（或）膀胱造瘘管。保持尿管与膀胱造瘘管的引流通畅，否则会由于尿液潴留膀胱压力升高导致尿液经造瘘管渗出至膀胱侧间隙，引流管内液体引流增多，且颜色为淡红色，影响切口的愈合。做好引流管与尿管的护理。根据患者恢复情况及医嘱拔除引流管与尿管。最后拔除膀胱造瘘管，拔管前应先行闭管，如患者能自行经尿道排尿后方可拔除。

3.健康指导

（1）指导患者遵医嘱定期到门诊复查。

（2）多喝水，勤排尿，不憋尿，每日保持尿量最好在1 500mL左右。

（3）及时治疗泌尿系统感染。

（4）根据结石形成的原因给予相应的指导。

第七章

妇科疾病护理

第一节 子宫颈肿瘤

子宫颈肿瘤包括良性肿瘤与恶性肿瘤。子宫颈良性肿瘤以肌瘤为主，恶性肿瘤最常见的是宫颈癌，起源于宫颈上皮内瘤变。

一、子宫颈上皮内瘤变

子宫颈上皮内瘤变（cervical intraepithelial neoplasia，CIN）是与子宫颈浸润癌切相关的一组子宫颈病变。大部分低级别病变可自然消退，但高级别病变具有癌变潜能，可能发展成浸润癌，被视为宫颈癌的癌前病变。通过筛查发现宫颈病变，及时治疗高级别病变是预防宫颈癌的有效措施。

（一）病因

高危型人乳头瘤病毒（HPV）的持续感染是子宫颈上皮内瘤变的主要致病因素。HPV是最常见的性传播病毒，分型很多，但大部分属低危型，最常见的高危型为HPV16和HPV18。

HPV感染在有性生活的男性和女性中均很常见，但大部分是暂时的，一般2年内可自然消失。只有少数女性会有持续性的高危型HPV感染，其中更少部分能继续发展成CIN。促进HPV感染的因素均可成为CIN的危险因素，如多个性伴侣、早年性生活、早年分娩、多次分娩史、与高危男子（阴茎癌、前列腺癌患者或其性伴侣曾患子宫颈癌）性接触等。青春期子宫颈发育尚未成熟，对致癌物较敏感。分娩次数增多，子宫颈创伤概率增加。另外，免疫力下降、慢性感染、合并其他性传播疾病、吸烟等可为协同因素。流行病学调查显示，所处地理位置、种族、经济状况不同，CIN发病率也不同。

（二）发病机制

子宫颈上皮由子宫颈阴道部的多层鳞状上皮和子宫颈管内的单层高柱状上皮组成。子宫颈鳞状上皮与柱状上皮交界部，又称为鳞—柱状交界部或鳞—柱交界（squamo columnar junction，SCJ）。鳞—柱状交界部会随着妇女年龄、性激素分泌状态、分娩情况和避孕药使用情况等而不停变换位置。胎儿期的原始鳞—柱状交界部位于宫颈外口附近。青春期后，在雌激素作用下，宫颈发育增大，子宫颈管柱状上皮及其间质到达子宫颈阴道部，使得原始鳞—柱状交界部外移。在阴道酸性环境下，外移的柱状上皮被鳞状上皮替代，由此形成新的鳞—柱状交界部，即生理鳞—柱状交界部。原始鳞—柱状交界部和生理鳞—柱状交界部之间的区域称为转化区（transformation zone），也称移行带。绝经后雌激素水平下降，宫颈萎缩，原始鳞—柱状交界部退回至宫颈管内。

转化区表面覆盖的柱状上皮被鳞状上皮替代的机制有两种。①鳞状上皮化生（squamous metaplasia）：暴露于子宫颈阴道部的柱状上皮受阴道酸性影响，柱状上皮下未分化的储备细胞开始增殖，并逐渐转化为鳞状上皮，继之柱状上皮脱落，被复层鳞状细胞所代替。②鳞状上皮化（squamous epithelization）：子宫颈阴道部鳞状上皮直接长入柱状上皮与其基底膜之间，直至柱状上皮完全脱落而被鳞状上皮替代，多见于宫颈柱状上皮异位愈合过程中。

转化区是宫颈癌及其癌前病变的好发部位。转化区成熟的化生鳞状上皮对致癌物的刺激相对不敏感，但未成熟的化生鳞状上皮却代谢活跃，在人乳头瘤病毒等的刺激下，发生细胞异常增生、分化不良、排列紊乱、细胞核异常、有丝分裂增加，最后形成CIN。

（三）病理学诊断和分级

1. Ⅰ级

即轻度不典型增生。上皮下1/3层细胞核增大，核染色稍加深，核分裂象少，细胞极性正常。

2. Ⅱ级

即中度不典型增生。上皮下1/3～2/3层细胞核明显增大，核质比例增大，核深染，核分裂象较多，细胞极性尚存在。

3. Ⅲ级

即重度不典型增生和原位癌。病变细胞几乎或全部占据上皮全层，细胞核异常增大，核形不规则，核质比例显著增大，染色较深，核分裂象增多，细胞排列紊乱，极性消失。原位癌的基本特点是癌细胞仅限于上皮内，基底膜完整，无间质浸润。

CIN Ⅰ 属于低级别病变，转换为宫颈癌的风险较低，而 CIN Ⅱ 和 CIN Ⅲ 则属于高级别病变，是真正意义的宫颈癌前病变。

（四）宫颈癌的预防和筛查策略

由于HPV的持续感染是导致宫颈癌发生的主要因素，目前全球范围内已在开展宫颈癌及其癌前病变的预防，包括一级预防和二级预防。一级预防的主要措施是对青少年女性接种预防性HPV疫苗，从源头控制宫颈癌的发生。尽管HPV疫苗在我国大陆地区尚未使用，但是已被社会人群广泛关注。二级预防即开展宫颈病变的筛查，目的是早期发现、及时治疗高级别病变，从而阻断子宫颈癌的发生。主要的筛查方法如下。

1.宫颈细胞学检查

这是宫颈病变筛查的基本方法。相对HPV DNA检测，细胞学检查特异性高，但敏感性较低。可选用传统巴氏涂片或液基细胞学（liquid-based cytology，LBC）。宫颈细胞学检查的报告形式主要有巴氏分类法和TBS分类系统（the Bethesda system）。近年来更推荐应用TBS分类系统，该系统较好地结合了细胞学、病理学和临床处理方案。一般来说，低度鳞状上皮内病变（low-grade squamous intraepithe lesions，LSIL）对应CIN，高度鳞状上皮内病变（high-grade squamous intraepithelial lesions，HSIL）对应CIN Ⅱ 和 CIN Ⅲ，两者的临床处理方法不同。鳞状上皮内病变分类变化详见表7-1。

表 7-1　鳞状上皮内病变分类变化

传统分类	2003 年 WHO 分类	2014 年 WHO 分类
轻度非典型增生	CIN Ⅰ	LSIL
中度非典型增生	CIN Ⅱ	HSIL
重度非典型增生	CIN Ⅲ	HSII

2. HPV DNA检测

HPV感染是导致CIN和宫颈癌最主要的因素，目前国内外已将高危型HPV DNA检测作为常规的宫颈癌筛查手段，可与细胞学检查联合应用于宫颈癌筛查。相对于宫颈细胞学检查，HPV检测敏感性较高，但特异性较低。

3. 醋酸染色肉眼观察法

异常宫颈组织被涂以2%～5%的醋酸后1～2min，会暂时变白，肉眼即可立即判断正常与否，无须放大，在资源缺乏的地区建议使用。此方法仅可用于整个宫颈转化区可见的妇女，不适合绝经后妇女，因为转化区已退至宫颈管内，阴道窥器检查时肉眼无法看见。

目前宫颈癌被认为是可预防的癌症。通过筛查和对癌前病变及时有效的治疗可以预防大部分的宫颈癌。各个国家和地区可根据当地具体情况决定筛查的年龄、频率和方法。

根据WHO推荐，30~65岁的妇女应进行宫颈癌及其癌前病变的筛查，有HPV感染、器官移植、长期应用皮质醇激素的高危妇女筛查的起始年龄应提前。由于HPV感染在年轻女性中普遍存在，且大多为暂时性的，可自行消除，所以对年轻女性特别是青春期女孩不推荐HPV检测作为筛查方法。在30~65岁无高危因素的妇女中，若细胞学及HPV检测均为阴性，筛查间隔时间可为5年，若仅行宫颈细胞学检查，则筛查间隔时间为3年。有高危因素的妇女则可根据具体情况增加筛查频次。既往无CIN Ⅱ或更高病变的全子宫切除术的妇女不再需要进行筛查。

（五）CIN 的诊断方法

1.阴道镜检查

若宫颈细胞学检查结果是ASC-US伴高危型HPV DNA阳性，或LSIL及以上病变，应做阴道镜进一步检查。可放大宫颈，观察上皮层细胞的排列和周围血管情况。

2. 子宫颈活组织检查

是确诊CIN和宫颈癌的可靠方法。任何肉眼可见病灶均应做单点或多点活检。使用醋酸或碘染色（碘试验）可帮助发现宫颈异常。正常宫颈阴道部鳞状上皮含丰富糖原，可被碘液染成棕色。宫颈管柱状上皮、瘢痕、宫颈糜烂部位及异常鳞状上皮区均无糖原，故不着色。采用碘试验或醋酸染色法，在碘不着色区或醋酸白区取材行活检可提高诊断率。若无明显病变，可选择在宫颈转化区3、6、9、12点处取材活检。阴道镜辅助可提高确诊率。

3. 子宫颈管内膜刮取术

如果宫颈刮片细胞学检查阳性但阴道镜检查宫颈无异常或宫颈活检为阴性，病变可能位于宫颈管，需用小刮匙搔刮宫颈管将刮出物送检。

4.宫颈锥切术

适用于宫颈细胞学检查多次阳性而宫颈活检阴性者或宫颈活检为CIN Ⅱ及以上病变需要确切了解病灶浸润情况者。可采用冷刀切除等方法行宫颈锥切，切除组织送连续病理切片检查。

（六）处理原则

1. CIN Ⅰ

约60% CIN Ⅰ会自然消退，若细胞学检查为LSIL及以下病变，可仅观察随访。若在随访过程中病变发展或持续存在2年，宜进行治疗。

2. CIN Ⅱ 和 CIN Ⅲ

约20%CIN Ⅱ会发展为CIN Ⅲ，5%发展成浸润癌，故所有的CIN Ⅱ和CIN Ⅲ均需要治疗。阴道镜检查满意的 CIN Ⅱ可用物理治疗或子宫锥切术。阴道镜检查不满意的 CIN Ⅱ和所有 CIN Ⅲ通常采用子宫锥切术，包括子宫颈环行电切除术（loop electrosurgical excision procedure，LEEP）和冷刀锥切术。经子宫颈锥切确诊、年龄较大、无生育要求、合并有其他手术指征的妇科良性疾病的CIN Ⅲ也可行全子宫切除术。治疗后1年均需随访。

二、子宫颈癌

子宫颈癌（cervical cancer）又称宫颈癌，在发展中国家是最常见的妇科恶性肿瘤。高发年龄为50～55岁，近年来发病有年轻化趋势。自20世纪50年代以来，由于宫颈细胞学筛查的普遍应用，宫颈癌及癌前病变得以早期发现和治疗，宫颈癌发病率和死亡率已有明显下降。大部分宫颈癌是可以预防的。

（一）病因

一种或多种高危型人乳头瘤病毒（HPV）的持续感染是宫颈鳞癌的主要致病因素。HPV是最常见的性传播病毒，分型很多，但大部分和宫颈癌及其癌前病变无关，属低危型，最常见的高危型为HPV16和HPV18。流行病学调查显示，约70%的宫颈癌和这两种HPV亚型有关。

HPV感染在有性生活的男性和女性中均很常见，但大部分是暂时的，一般2年内可自然消失。只有少数女性会有持续性的高危型HPV感染，其中更少部分能继续发展成宫颈癌。促进HPV感染的因素均可成为宫颈鳞癌的危险因素，如多个性伴侣、早年性生活、早年分娩、多次分娩史、与高危男子（阴茎癌、前列腺癌患者或其性伴侣曾患子宫颈癌）性接触等。青春期子宫颈发育尚未成熟，对致癌物较敏感。分娩次数增多，子宫颈创伤概率增加。另外，免疫力下降、慢性感染、合并其他性传播疾病、吸烟等可为协同因素。流行病学调查显示，宫颈癌发病率与地理位置、种族、经济状况有关。

（二）病理

1.鳞状细胞浸润癌

鳞状细胞浸润癌占宫颈癌的75%～80%，以具有鳞状上皮分化（即角化）、细胞间桥，而无腺体分化或黏液分泌为病理要点。多数起源于移行带区的非典型增生上皮和原位癌。

（1）巨检：微小浸润癌经肉眼观察无明显异常或类似宫颈柱状上皮异位。随着病程的发展，表现为以下4种类型。

1）外生型：又称菜花型，此型最常见。癌组织向外生长，最初呈息肉样或乳头状隆起，继而发展为向阴道内突出的菜花样赘生物，质脆易出血。癌瘤体积大，常累及阴道，较少浸润宫颈深部组织及宫旁组织。

2）内生型：又称浸润型。癌组织向宫颈深部组织浸润，宫颈肥大、质硬，表面光滑或仅有表浅溃疡，整个宫颈段膨大如桶状；常累及宫旁组织。

3）溃疡型：不论外生型或内生型病变进一步发展，癌组织坏死脱落，可形成溃疡或空洞，形如火山口。

4）颈管型：癌灶发生在子宫颈管内，常侵入宫颈管及子宫峡部的供血层，并转移到盆腔淋巴结。

（2）显微镜检查。

1）镜下早期浸润癌：在原位癌的基础上镜检发现小滴状，锯齿状癌细胞团突破基底膜浸润间质。

2）宫颈浸润癌：癌灶浸润间质的范围已超过镜下早期浸润癌，多呈网状或团块浸润间质。根据细胞分化程度可分为：Ⅰ级，高分化鳞癌（角化性大细胞型）；Ⅱ级，中分化鳞癌（非角化性大细胞型）；Ⅲ级，低分化鳞癌（小细胞型）。

2. 腺癌

近年来腺癌的发病率有上升趋势，占到宫颈癌的20%～25%。

（1）巨检：来自宫颈管内，浸润管壁；或自颈管内向颈管外口突出生长，常可侵犯宫旁组织。病灶向宫颈管内生长时宫颈外观可正常，但因宫颈管膨大形如桶状。

（2）显微镜检查：主要有两种组织学类型。

1）黏液腺癌：最常见，来源于宫颈管柱状黏液细胞，镜下见腺体结构，腺上皮细胞增生呈多层，异型性明显，可见核分裂象，癌细胞呈乳突状突入腺腔，可分为高、中、低分化腺癌。

2）恶性腺瘤：又称微偏腺癌，属于高分化宫颈管黏膜腺癌。腺上皮细胞无异型性，但癌性腺体多，大小不一形态多变，常伴有淋巴结转移。

3. 腺鳞癌

少见，占宫颈癌3%～5%，是由储备细胞同时向腺细胞和鳞状细胞分化发展而成，癌组织中含有腺癌和鳞癌两种成分。

4. 其他

非常少见，如神经内分泌癌、未分化癌、混合性上皮/间叶肿瘤、间叶肿瘤、黑色素瘤、淋巴瘤等。

（三）转移途径

以直接蔓延和淋巴转移为主，血行转移极少见。

1.直接蔓延

这是最常见的转移途径。癌组织直接侵犯邻近组织，向下波及阴道壁；向上由宫颈管累及宫腔，向两侧可扩散至子宫颈旁及阴道旁组织，甚至延伸至骨盆壁；晚期向前、后蔓延，可侵犯膀胱或直肠，甚至造成生殖道瘘。

2.淋巴转移

癌组织局部浸润后侵入淋巴管形成癌栓，随淋巴液引流到达局部淋巴结，并在淋巴管内扩散。淋巴转移一级组包括宫旁、宫颈旁、闭孔、髂内、髂外、髂总、骶前淋巴结；二级组为腹股沟深浅淋巴结、腹主动脉旁淋巴结。

3.血行转移

极少见，晚期可转移至肺、肝或骨骼。

（四）临床分期

根据国际妇产科联盟（Federation International of Gynecology and Obstetrics，FIGO）分期标准（表7-2），临床分期应在治疗前进行，治疗后不再更改。

表7-2　子宫颈癌的临床分期（FIGO，2001 年）

Ⅰ期	癌灶局限于宫颈
Ⅰ A	肉眼未见病变，仅在显微镜下可见浸润癌
Ⅰ A1	间质浸润深度≤ 3mm，宽度≤ 7mm
Ⅰ A2	间质浸润深度 >3mm 且 <5mm，宽度 <7mm
Ⅰ B	肉眼可见癌灶局限于宫颈，或显微镜下可见病变 > Ⅰ A2
Ⅰ B1	肉眼可见癌灶最大直径≤ 4cm
Ⅰ B2	肉眼可见癌灶最大直径 >4cm
Ⅱ期	癌灶已超越宫颈，但未达盆壁。癌累及阴道，但未达阴道下 1/3
Ⅱ A	癌灶侵犯阴道上 2/3，无宫旁浸润
Ⅱ A1	肉眼可见癌灶最大直径≤ 4cm
Ⅱ A2	肉眼可见癌灶最大直径 >4cm
Ⅱ B	有宫旁浸润，但未达盆壁
Ⅲ期	癌灶扩散盆壁和（或）累及阴道下 1/3，导致有肾盂积水或肾无功能

续表

ⅢA	癌累及阴道下 1/3，但未达盆壁
ⅢB	癌已达盆壁和（或）引起肾盂积水或无功能肾
Ⅳ期	癌播散超出真骨盆或癌浸润膀胱黏膜或直肠黏膜
ⅣA	癌灶侵犯邻近的盆腔器官
ⅣB	有远处转移

（五）临床表现

早期患者常无明显症状和体征，随着病变发展可出现以下表现。

1.阴道出血

早期多为接触性出血，即性生活或妇科检查后阴道出血；后期则为不规则阴道出血。出血量多少与病灶大小、侵及间质内血管情况有关，若侵蚀大血管可引起大出血。年轻患者也可表现为经期延长、周期缩短、经量增多等；老年患者常诉绝经后不规则阴道出血；子宫颈癌合并妊娠者常因阴道出血而就医。一般外生型癌出血较早、量多；内生型癌出血较晚。

2.阴道排液

多数患者有白色或血性、稀薄如水样或米泔样排液，伴有腥臭味。晚期癌组织坏死继发感染时则出现大量脓性或米泔样恶臭白带。

3.晚期症状

根据癌灶累及范围出现不同的继发性症状。病变累及盆壁、闭孔神经、腰骶神经等，可出现严重持续性腰骶部或坐骨神经痛；侵犯膀胱或直肠，可出现尿频、尿急、便秘等；癌肿压迫或累及输尿管时，可引起输尿管梗阻、肾盂积水及肾衰竭；当盆腔病变广泛时，可因静脉和淋巴回流受阻，导致下肢肿痛。晚期还可有贫血、恶病质等全身衰竭症状。

（六）处理原则

根据临床分期、患者年龄、生育要求和全身情况等综合分析后给予个体化的治疗方案。一般采用手术和放疗为主、化疗为辅的综合治疗方案。

1.手术治疗

主要适用于ⅠA～ⅡA的早期患者，无严重内外科并发症，无手术禁忌证者。根据病情选择不同术式，如筋膜外全子宫切除术、改良广泛性子宫切除术或广泛性子宫切除术及盆腔淋巴结切除术，必要时行腹主动脉旁淋巴结清扫或取样。对于未生育的年轻患者可根据病情选择子宫颈锥形切除术或广泛性子宫颈切除术及盆腔淋巴结清扫术。手术治疗的优点是使年轻的患者可以保留卵巢和阴道的功能。

2.放射治疗

适用于部分ⅠB，期和ⅡA，期及ⅡB～ⅣA期患者；全身情况不适宜手术的早期患者；宫颈局部病灶较大者术前放疗；手术后病理报告显示存在高危因素需辅助放疗者。放疗包括腔内照射和体外照射。早期病例以局部腔内照射为主，体外照射为辅；晚期患者则以体外照射为主，腔内照射为辅。放疗的优点是疗效高，危险少；缺点是个别患者对放疗不敏感，并能引起放射性直肠炎、膀胱炎等并发症。

3.化学药物治疗

主要用于宫颈癌灶>4cm的手术前新辅助化疗；与放疗同步化疗，增强放疗的敏感性；不能耐受放疗的晚期或复发转移患者的姑息治疗。常采用以铂类为基础的联合化疗，常用的药物有顺铂、卡铂、紫杉醇、吉西他滨、托泊替康。

（七）护理评估

一般认为，子宫颈癌有较长癌前病变阶段，通常从CIN发展为浸润癌需要10～15年，子宫颈癌患者在发生浸润前几乎可以全部治愈。因此，在全面评估基础上，力争早期发现、早期诊断、早期治疗是提高患者5年存活率的关键。

1.健康史

在询问病史时应注意患者的婚育史、性生活史以及与高危男性有性接触的病史。聆听有关主诉，如年轻患者可诉说月经期和经量异常；老年患者常主诉绝经后不规则阴道流血。注意识别与发病有关的高危因素及高危人群。详细记录既往妇科检查发现、子宫颈刮片细胞学检查结果及处理经过。

2.身心状况

早期患者一般无自觉症状，多由普查中发现异常的子宫颈刮片报告。患者随病程进展出现典型的临床症状，表现为点滴样出血或因性交、阴道灌洗、妇科检查而引起接触性出血，出血量增多或出血时间延长可致贫血；恶臭的阴道排液使患者难以忍受；当恶性肿瘤穿透邻近器官壁时可形成瘘管；晚期患者则出现消瘦、贫血、发热等全身衰竭症状。

通过双合诊或三合诊进行盆腔检查可见不同临床分期患者的局部体征：宫颈上皮内瘤样病变，镜下早期浸润癌及极早期宫颈浸润癌患者局部无明显病灶，宫颈光滑或与慢性宫颈炎无明显区别。随着宫颈浸润癌的生长发展，根据不同类型，宫颈局部表现不同。外生型癌可见宫颈表面有呈息肉状或乳头状突起的赘生物向外生长，继而向阴道突起形成菜花状赘生物；合并感染时表面有灰白色渗出物，触之易出血。内生型则表现为宫颈肥大、质硬、宫颈管膨大如桶状，宫颈表面光滑或有表浅溃疡。晚期患者因癌组织坏死脱落，宫颈表面形成凹陷性溃疡或被空洞替代，伴恶臭。癌灶浸润阴道壁时，局部见有赘生物；宫旁组织受侵犯时，妇科指诊可扪及宫旁双侧增厚，结节状，质地与癌组织相似；浸润盆腔者形成冰冻骨盆。

早期宫颈癌患者在普查中发现报告异常时会感到震惊和疑惑，常激发进一步确诊的多次就医行为。确诊后患者会产生恐惧感，会害怕疼痛、被遗弃和死亡等。与其他恶性肿瘤患者一样会经历否认、愤怒、妥协、抑郁、接受期等心理反应阶段。

3.辅助检查

宫颈癌的诊断方法基本同宫颈上皮内瘤变，早期病例的诊断应采用子宫颈细胞学检查和（或）高危HPV DNA检测、阴道镜检查、子宫颈活组织检查的"三阶梯"诊断程序，组织学诊断为确诊依据。同时，根据患者具体情况进行胸部X线检查、静脉肾盂造影、膀胱镜及直肠镜检查、超声检查以及CT、MRI、PET-CT等影像学检查评估病情。

（八）护理措施

1.协助患者接受各种诊治方案

评估患者目前的身心状况及接受诊治方案的反应，利用挂图、实物、宣传资料等向患者介绍有关宫颈癌的医学常识；介绍各种诊治过程、可能出现的不适及有效的应对措施。为患者提供安全、隐蔽的环境，鼓励患者提问与护理对象共同讨论健康问题，解除其疑虑，缓解其不安情绪，使患者能以积极态度接受诊治过程。

2.鼓励患者摄入足够的营养

评估患者对摄入足够营养的认知水平、目前的营养状况及摄入营养物的习惯。注意纠正患者不良的饮食习惯，兼顾患者的嗜好，必要时与营养师联系，以多样化食谱满足患者需要，维持体重不继续下降。

3. 以最佳身心状态接受手术治疗

按腹部、会阴部手术护理内容，认真执行术前护理活动，并让患者了解各项操作的目的、时间、可能的感受等，以取得主动配合。尤其注意于手术前3d选用消毒剂或氯己定等消毒宫颈及阴道。菜花样癌病变有活动性出血可能，需用消毒纱条填塞止血，并认真交班、按医嘱及时取出或更换。手术前夜认真做好清洁灌肠，保证肠道呈清洁、空虚状态。发现异常及时与医师联系。

4.协助术后康复

宫颈癌根治术涉及范围广，患者术后反应也较一般腹部手术者大。为此，更要求每15~30min 观察并记录1次患者的生命体征及出入量，平稳后再改为每4h 1次。注意保持导尿管、腹腔引流管通畅，认真观察引流液性状及量。通常按医嘱于术后48～72h取出引流管，术后7～14d拔除尿管。

第二节　子宫肌瘤

子宫肌瘤（myoma of uterus）是女性生殖器官中最常见的良性肿瘤，多见于育龄妇女。据尸检统计，30岁以上的妇女约20%患有子宫肌瘤，但因患者多无或少有临床症状，所以临床报道的子宫肌瘤发病率远低于实际发病率。

一、病因

确切的发病因素尚不清楚，一般认为其发生和生长可能与女性性激素长期刺激有关。雌激素能使子宫肌细胞增生肥大，肌层变厚，子宫增大；雌激素还通过子宫肌组织内的雌激素受体起作用。近年来发现，孕激素也可以刺激子宫肌瘤细胞核分裂，促进肌瘤生长。细胞遗传学研究显示，25%～50%子宫肌瘤存在细胞遗传学的异常，包括12号和14号染色体易位、7号染色体部分缺失等。分子生物学研究结果提示，子宫肌瘤是由单克隆平滑肌细胞增殖而成，多发性子宫肌瘤是由不同克隆细胞形成。此外，由于卵巢功能、激素代谢均受高级神经中枢的调节控制，故有学者认为神经中枢活动对肌瘤的发病也可能起作用。

二、分类

按肌瘤生长部位可分为子宫体部肌瘤和子宫颈部肌瘤，前者尤为常见，约占90%。根据肌瘤与子宫肌壁的不同关系，可分为以下3类。

（一）肌壁间肌瘤

肌瘤位于子宫肌壁间，周围均为肌层包绕，为最常见的类型，占总数的60%～70%。

（二）浆膜下肌瘤

肌瘤向子宫浆膜面生长，并突出于子宫表面，由浆膜层覆盖，占总数的20%。若浆膜下肌瘤继续向浆膜面生长，基底部形成细带与子宫相连时称为带带的浆膜下肌瘤，营养由蒂部血管供应，若血供不足，肌瘤可变性坏死。若肌瘤向阔韧带两叶腹膜间伸展，则形成阔韧带肌瘤。

（三）黏膜下肌瘤

肌瘤向宫腔方向生长，突出于宫腔，表面由子宫黏膜层覆盖，称为黏膜下肌瘤，占总数的10%～15%。黏膜下肌瘤容易形成蒂，在宫腔内生长犹如异物刺激引起子宫收缩，肌瘤可被挤出宫颈外口而突入阴道。

子宫肌瘤常为多发性，有时几种类型的肌瘤可并发，称为多发性子宫肌瘤。

三、病理

（一）巨检

多为球形实质性包块，表面光滑，质地较子宫肌层硬；单个或多个，大小不一。肌瘤外表有被压缩的肌纤维束和结缔组织构成的假包膜覆盖。肌瘤切面呈灰白色，可见漩涡状或编织状结构。肌瘤的颜色和硬度则与所含纤维组织的多少有关。

（二）显微镜检查

肌瘤主要由梭形平滑肌细胞和不等量的纤维结缔组织相互交织而成，细胞大小均匀，排列成漩涡状或棚状，核为杆状。极少情况下有特殊的组织学类型，如富细胞性、奇异型、核分裂活跃、上皮样平滑肌瘤及静脉内和播散性腹膜平滑肌瘤。

四、肌瘤变性

肌瘤变性是指肌瘤失去原有的典型结构。常见的变性如下。

（一）玻璃样变

又称透明变性，最为常见。肌瘤剖面漩涡状结构消失，代之以均匀透明样物质。

（二）囊性变

玻璃样变继续发展，肌细胞坏死液化即可发生囊性变。此时子宫肌瘤变软，内部出现大小不等的囊腔，内含清亮液体，或呈胶冻状。

（三）红色变性

常发生于妊娠期或产褥期，是一种特殊类型的坏死，发生机制不清，可能与肌瘤内小血管退行性变引起血栓和溶血、血红蛋白渗入肌瘤有关。患者可发生剧烈腹痛，伴恶心呕吐、发热，白细胞计数升高，检查可发现肌瘤迅速增大，有压痛。

（四）肉瘤样变

肌瘤恶变成肉瘤非常少见。对于绝经后妇女的肌瘤增大，需要警惕恶变的可能。

（五）钙化

多见于蒂部细小、血供不足的浆膜下肌瘤以及绝经后妇女的肌瘤。

五、临床表现

多数患者无明显症状，仅在体检时偶然发现。症状与肌瘤部位、有无变性相关，与肌瘤大小、数目关系不大。常见症状如下。

（一）月经量增多及经期延长

这是子宫肌瘤最常见的症状。多见于大的肌壁间肌瘤及黏膜下肌瘤，肌瘤使宫腔及内膜面积增大，影响子宫收缩可有经量增多、月经期延长症状。黏膜下肌瘤伴坏死感染时，可有不规则阴道出血或脓血性排液等。长期经量过多可继发贫血。

（二）下腹部肿块

肌瘤较h在腹部摸不到肿块，当肌瘤逐渐增大致使子宫超过3个月妊娠子宫大小时，于下腹正中扪及肿块，实性、可活动、无压痛。巨大的黏膜下肌瘤脱出阴道外时，患者会因外阴脱出肿物就医。

（三）白带增多

肌壁间肌瘤使宫腔面积增大，内膜腺体分泌增加，并伴盆腔充血致白带增多；脱出于阴道内的黏膜下肌瘤表面极易感染、坏死，可产生大量脓血性排液或有腐肉样组织排出，伴有恶臭的阴道溢液。

（四）压迫症状

子宫前壁下段肌瘤可压迫膀胱引起尿频、尿急；宫颈肌瘤可引起排尿困难、尿潴留；子宫后壁肌瘤可引起下腹坠胀、便秘等症状。阔韧带肌瘤或宫颈巨型肌瘤向侧方发展嵌入盆腔内压迫输尿管，可形成输尿管扩张甚至发生肾盂积水。

（五）其他

包括腰酸背痛、下腹坠胀，经期加重。浆膜下肌瘤发生蒂扭转时可出现急性腹痛；肌瘤红色样变时有急性下腹痛，并伴发热、恶心；黏膜下肌瘤由宫腔向外排出时也可引起腹痛；黏膜下和引起宫腔变形的肌壁间肌瘤可引起不孕或流产。

六、处理原则

根据患者的年龄、症状、肌瘤大小和数目、生长部位及对生育功能的要求等情况进行全面分析后选择处理方案。

（一）保守治疗

1. 随访观察

肌瘤小、症状不明显，或已近绝经期的妇女，可每3～6个月随访1次，若肌瘤明显增大或出现症状可考虑进一步治疗。

2. 药物治疗

适用于症状不明显或较轻者，尤其近绝经期或全身情况不能手术者，在排除子宫内膜癌的情况下，可采用药物对症治疗。常用雄激素对抗雌激素，如丙酸睾酮注射液，促使子宫内膜萎缩；直接作用于平滑肌，使其收缩而减少出血。还可选用促性腺激素释放激素类似物，通过抑制FSH和LH的分泌作用，降低体内雌激素水平，以缓解症状并抑制肌瘤生长使其萎缩，但停药后又逐渐增大到原来大小。米非司酮可作为术前用药或提前绝经使用，但不宜长期使用，因其拮抗孕激素后，子宫内膜长期受雌激素刺激，增加子宫内膜增生的风险。此外，某些中药制剂也可用于子宫肌瘤的药物治疗，如桂枝茯苓胶囊、宫瘤消胶囊等。

（二）手术治疗

目前，手术仍然是子宫肌瘤的主要治疗方法。适应证包括：月经过多致继发贫血，药物治疗无效；严重腹痛、性交痛或慢性腹痛、由蒂肌瘤扭转引起的急性腹痛；有膀胱、直肠压迫症状；能确定肌瘤是不孕或反复流产的唯一原因者；肌瘤生长较快，怀疑有恶变者。

手术途径可经腹、经阴道或采用宫腔镜及腹腔镜进行，术式如下。

1.肌瘤切除术

年轻又希望保留生育功能的患者，术前排除子宫及宫颈的癌前病变后可考虑经腹或腹腔镜下切除肌瘤，保留子宫。

2. 子宫切除术

肌瘤大、个数多、临床症状明显者，或经保守治疗效果不明显又无须保留生育功能的患者可行全子宫切除术或次全子宫切除术。术前应行常规检查排除宫颈恶性病变；术中根据具体情况决定是否保留附件。

3.其他

微创治疗，如冷冻疗法、射频消融技术、高强度聚焦超声、子宫动脉栓塞术等，各有优缺点，疗效还不确实。

七、护理评估

（一）健康史

追溯病史应注意既往月经史、生育史，是否有（因子宫肌瘤所致的）不孕或自然流产史；评估并记录是否存在长期使用女性性激素的诱发因素；发病后月经变化情况；曾接受的治疗经过、疗效及用药后机体反应。同时，注意收集因子宫肌瘤压迫所伴随其他症状的主诉，并排除因妊娠、内分泌失调及癌症所致的子宫出血。虽然子宫肌瘤恶变的机会极少，但当肌瘤迅速增大或停经后仍有症状出现者应排除其他可能。

（二）身心状况

多数患者无明显症状或没有自觉症状，仅在妇科检查时偶然发现。当肌瘤大到使腹部扪及包块时，患者会有压迫感，尤其是浆膜下肌瘤患者下腹部可扪及包块，清晨膀胱充盈时尤为显著。肌瘤长大向前方突起压迫膀胱可致排尿困难、尿潴留；向后方突起压迫直肠可致排便困难。患者因长期月经量过多导致继发性贫血，并伴有倦怠、虚弱和嗜睡等症状。

通过双合诊或三合诊发现，不同类型子宫肌瘤有相应的局部体征。检查时可发现子宫为不规则或均匀增大，表面呈结节状，质硬、无压痛。黏膜下肌瘤突入子宫颈口或阴道内，呈红色，表面光滑；伴有感染时表面则有渗出液覆盖或形成溃疡。

当患者得知患有子宫肌瘤时，首先害怕患了恶性肿瘤，随之会为如何选择处理方案而显得无助，或因接受手术治疗而恐惧、不安，迫切需要咨询指导。

（三）辅助检查

B超可区分子宫肌瘤与其他盆腔肿块；MRI可准确判断肌瘤大小、数目和位置；宫腔镜、腹腔镜等内镜检查以及子宫输卵管造影，可明确诊断。

八、护理措施

（一）提供信息，增强信心

通过连续性护理活动与患者建立良好的护患关系，讲解有关疾病知识，纠正其错误认识。使患者确信子宫肌瘤属于良性肿瘤，并非恶性肿瘤的先兆，消除其不必要的顾虑，增强康复信心。为患者提供表达内心顾虑、恐惊、感受和期望的机会与环境，帮助患者分析住院期间及出院后可被利用的资源及支持系统，减轻无助感。

（二）积极配合治疗，缓解患者不适

出血多需住院治疗者，应观察并记录其生命体征，评估出血量。按医嘱给予止血药和子宫收缩剂；必要时输血，纠正贫血状态。

巨大肌瘤患者出现局部压迫致尿、便不畅时应予导尿，或用缓泻剂软化粪便，或番泻叶2~4g冲饮，以缓解尿潴留、便秘症状。若肌瘤脱出阴道内，应保持局部清洁，防止感染。

需接受手术治疗者，按腹部及阴道手术患者的护理常规进行护理。行肌瘤切除术的患者术后常需要滴注缩宫素帮助子宫收缩。需保证正确滴速，并告知患者及其家属腹痛的原因是缩宫素所致，消除疑虑和紧张情绪。

（三）提供随访及出院指导

护士要努力使接受保守治疗的患者明确随访的时间、目的及联系方式，主动配合按

时接受随访指导。

向接受药物治疗的患者讲明药物名称、用药目的、剂量、方法、可能出现的不良反应及应对措施。例如，选用雄激素治疗者，丙酸睾酮注射液25mg肌内注射，每5d 1次，每月总量不宜超过300mg，以免男性化。促性腺激素释放激素类似物，一般应用长效制剂，每月皮下注射1次，常用药物有亮丙瑞林或戈舍瑞林，用药6个月以上可产生绝经综合征、骨质疏松症等不良反应，故长期用药受到限制。

应该使受术者了解术后1个月返院检查的内容、具体时间、地点及联系人等，患者的性生活、日常活动恢复均需通过术后复查、评估后确定。出现不适或异常症状需及时就诊。

（四）子宫肌瘤合并妊娠者的护理

子宫肌瘤合并妊娠占肌瘤患者的0.5%～1%，占妊娠人数的0.3%～0.5%，肌瘤小且无症状者常被忽略，因此实际发生率高于报道。黏膜下肌瘤可影响受精卵着床导致早期流产；较大的肌壁间肌瘤因宫腔变形或内膜供血不足等可引起流产；肌瘤也可影响胎先露正常下降，导致胎位异常、产道梗阻等情况。子宫肌瘤合并妊娠者应该及时就诊，主动接受并配合医疗指导。子宫肌瘤合并中晚期妊娠者需要定期接受孕期检查，多能自然分娩，不需急于干预；但要警惕妊娠期及产褥期肌瘤容易发生红色变性的临床表现，同时应积极预防产后出血；若肌瘤阻碍胎先露下降或致产程异常发生难产，应按医嘱做好剖宫产术前准备及术后护理。

第三节　子宫内膜癌

子宫内膜癌（endometrial carcinoma）是发生于子宫体内膜层的一组上皮性恶性肿瘤，以来源于子宫内膜腺体的腺癌最为常见，其前驱病变为子宫内膜增生过长和子宫内膜不典型性增生。该病占女性生殖道恶性肿瘤的20%～30%，占女性全身恶性肿瘤的7%，是女性生殖道常见三大恶性肿瘤之一，平均发病年龄为60岁。在发达国家和地区子宫内膜癌是最常见的女性生殖器官恶性肿瘤，近年来在我国该病的发生率也明显上升。

一、病因

（一）雌激素依赖型（Ⅰ型）

其发生的主要原因是长期无孕激素拮抗的雌激素刺激导致子宫内膜增生症，继而癌变。该类型占子宫内膜癌的大多数，均为内膜样腺癌，肿瘤分化较好，雌激素、孕激素受体阳性率高，预后好。患者较年轻，常伴有肥胖、高血压、糖尿病、不孕及绝经延迟。约5%的子宫内膜癌的发生与林奇综合征（Lynch syndrome）有关，也称遗传性非息肉结直肠癌综合征（hereditary non-polyposis colorectal cancer syndrome，HNPCC），是一种常染色体显性遗传病，由错配修复基因突变所引起。

（二）非雌激素依赖型（Ⅱ型）

其发病与雌激素无明确关系。该类子宫内膜癌的病理类型临床少见，如透明细胞癌、黏液腺癌、腺鳞癌等，患者多为老年体瘦妇女。在癌灶的周围可以是萎缩的子宫内膜，肿瘤恶性程度高、分化差，雌、孕激素受体多呈阴性，预后不良。

二、病理

（一）巨检

不同组织类型的内膜癌肉眼表现无明显区别，大体分为以下两型。

1.弥散型

子宫内膜大部或全部为癌组织侵犯并突向宫腔，常伴有出血、坏死，但较少浸润肌层。晚期癌灶可侵犯深肌层或宫颈，堵塞宫颈管时可导致宫腔积脓。

2.局灶型

癌灶局限于宫腔的一小部分，多见于子宫底或宫角部，早期病灶很小，呈息肉或菜花状，易浸润肌层。

（二）显微镜检查

1. 内膜样腺癌

内膜样腺癌占80%～90%，镜下见内膜腺体异常增生、上皮复层并形成筛孔状结构。癌细胞异型明显，核大、不规则、深染，核分裂活跃，分化差的癌则腺体少，腺结构消失，成为实性癌块。按腺癌分化程度分为3级：Ⅰ级为高度分化癌，Ⅱ级为中度分化癌，Ⅲ级为低度分化或未分化癌。分级越高，恶性程度越高。

2. 腺癌伴鳞状上皮分化

腺癌组织中含有鳞状上皮成分，伴化生鳞状上皮成分者称为棘腺癌（腺角化癌）；伴鳞癌者称为鳞腺癌；介于两者之间称为腺癌伴鳞状上皮不典型增生。

3. 浆液性腺癌

浆液性腺癌又称子宫乳头状浆液性腺癌，占1%～9%。癌细胞异型性明显，多为不规则复层排列，呈乳头状或簇状生长。恶性程度高，易有深肌层浸润和腹腔、淋巴及远处转移，预后极差。无明显肌层浸润时也可能发生腹腔播散。

4. 黏液性癌

较少见，肿瘤半数以上由胞质内充满黏液的细胞组成，大多腺体结构分化良好，病理行为与内膜样癌相似，预后较好。

5. 透明细胞癌

癌细胞呈实性片状、腺管状或乳头状排列。癌细胞胞质丰富、透明，核呈异型性，或由靴钉状细胞组成，恶性程度较高，易早期转移。

三、转移途径

多数子宫内膜癌生长缓慢，病变局限于子宫内膜或在宫腔内时间较长。部分特殊病理类型（浆液性乳头状腺癌、鳞腺癌）和低分化癌发展很快，短期内出现转移。主要扩散途径有3种。

（一）直接蔓延

病灶沿子宫内膜生长扩散并向肌层浸润，经子宫浆肌层蔓延至输卵管、卵巢，并可广泛种植于盆腔腹膜、直肠子宫陷凹及大网膜，也可直接向下侵犯子宫颈及阴道。

（二）淋巴转移

淋巴转移是内膜癌的主要转移途径。当癌肿侵犯至深肌层或扩散到宫颈管，或癌组织分化不良时，易发生淋巴转移。淋巴转移途径与癌灶生长部位有关，按癌灶所在部位分别转移至腹股沟浅、深淋巴结，髂淋巴结及腹主淋巴结，有的可达卵巢，也可通过淋巴逆流至阴道及尿道周围淋巴结。

（三）血行转移

晚期患者经血行转移到全身各器官，常见部位为肺、肝、骨等。

四、处理原则

目前子宫内膜癌的治疗方法为手术、放疗、化疗和孕激素治疗。根据肿瘤累及范围和组织学类型，结合患者年龄及全身情况制订适宜的治疗方案。早期患者以手术为主，术后根据高危因素选择辅助治疗；晚期患者则采用手术、放疗、药物等综合治疗方案。

（一）手术治疗

手术治疗是首选的治疗方法，通过手术切除病灶，同时进行手术—病理分期。根据病情选择手术方案，如全子宫切除术及双侧附件切除术；或行广泛子宫切除术及双侧附件切除术，同时行盆腔及腹主动脉旁淋巴结清扫术；或肿瘤细胞减灭手术等。

（二）放射治疗

放射治疗是治疗子宫内膜癌的有效疗法之一，适用于已有转移或可疑淋巴结转移及复发的内膜癌患者。根据病情需要于术前或术后加用放射治疗提高疗效。

（三）药物治疗

1.孕激素

适用于晚期或癌症复发者，不能手术切除或年轻、早期、要求保留生育功能者，以高效、大剂量、长期应用为宜。

2.抗雌激素制剂

他莫昔芬（TMX）是一类非甾体类抗雌激素药物，也有弱雌激素作用，适应证与孕激素相同，与孕激素配合使用可望增加疗效。

3.化学药物

适用于晚期不能手术或治疗后复发者。常用的化疗药物有顺铂、阿霉素、紫杉醇等，多联合应用，还可与孕激素合并应用。

五、护理评估

子宫内膜癌的早期症状不明显，多数患者的病程较长、发生转移较晚，早期病例的疗效好，护士在全面评估的基础上，有责任加强对高危人群的指导管理，力争及早发现，增加患者的生存机会。

（一）健康史

收集病史时应高度重视患者的高危因素，如老年、肥胖、绝经期推迟、少育、不育以及停经后接受雌激素补充治疗等病史；询问近亲家属中是否有乳腺癌、子宫内膜癌、林奇综合征等病史；高度警惕育龄期妇女曾用激素治疗效果不佳的月经失调史。全面复习围绝经期月经紊乱者进一步检查的记录资料。对确诊为子宫内膜癌者，需详细询问并记录发病经过、有关检查治疗及出现症状后机体反应等情况。

（二）身心状况

多数患者在普查或因其他原因做检查时偶尔发现。不规则阴道出血最多见，也最能引起患者的警觉。绝经后阴道流血则是最典型的症状，通常出血量不多，绝经后患者可表现为持续或间歇性出血。约有25%的患者因阴道排液异常就诊。晚期子宫内膜癌患者常伴全身症状，如贫血、消瘦、恶病质、发热及全身衰竭等。

早期患者妇科检查时无明显异常。随病程进展，妇科检查可发现子宫大于其相应年龄应有大小，质稍软；晚期偶见癌组织自宫颈口脱出，质脆，触之易出血。合并宫腔积脓者，子宫明显增大，极软，触痛明显。癌灶向周围浸润时子宫固定，在宫旁或盆腔内可扪及不规则结节样物。

当患者出现症状并需要接受各种检查时，面对不熟悉的检查过程充满恐惧和焦虑，担心检查结果以及检查过程带来的不适。当得知患子宫内膜癌时，与宫颈癌患者一样，不同患者及其家属会出现不同的心理反应。

（三）辅助检查

1.分段诊断性刮宫

这是目前早期诊断子宫内膜癌最常用且最有价值的诊断方法。分段诊断性刮宫的优点是能鉴别子宫内膜癌和子宫颈管腺癌；同时可以明确子宫内膜癌是否累及宫颈管，为制订治疗方案提供依据。该方法通常要求先环刮宫颈管后探宫腔，再行宫腔搔刮内膜，标本分瓶做好标记送病理检查。病理检查结果是确诊子宫内膜癌的依据。

2. 细胞学检查

采用特制的宫腔吸管或宫腔刷放入宫腔，吸取分泌物做细胞学检查，供筛选检查用。

3.宫腔镜检查

可直接观察子宫腔及宫颈管内有无病灶存在，了解病灶的生长情况，并在直视下取可疑病灶活组织送病理检查。可减少对早期患者的漏诊，但有促进癌组织扩散的可能。

4. B超检查

经阴道B超检查可了解子宫大小、宫腔形状、宫腔内有无赘生物、子宫内膜厚度、肌层有无浸润及深度等，为临床诊断及处理提供参考。

六、护理措施

（一）普及防癌知识

大力宣传定期进行防癌检查的重要性，中年妇女应每年接受1次妇科检查，注意子宫内膜癌的高危因素和人群。严格掌握雌激素的用药指征，加强用药期间的监护、随访。督促围绝经期、月经紊乱及绝经后出现不规则阴道出血者，进行必要检查以排除子宫内膜癌的可能，并接受正规治疗。对大多数女性，不建议进行子宫内膜癌的常规筛查。林奇综合征女性罹患子宫内膜癌的风险显著增加，应进行子宫内膜癌筛查以及最终行子宫切除术来降低风险。

（二）提供疾病知识

评估患者对疾病及有关诊治过程的认知程度，鼓励患者及其家属讨论有关疾病及治疗的疑虑，耐心解答增强治病信心。针对个案需求及学习能力，采用有效形式向护理对象介绍住院环境、诊断性检查、治疗过程、可能出现的不适及影响预后的有关因素，以求得主动配合。为患者提供安静、舒适的睡眠环境，减少夜间不必要的治疗程序；教会患者应用放松等技巧促进睡眠，必要时按医嘱使用镇静剂，保证患者夜间连续睡眠7～8h。

（三）协助患者配合治疗

1. 提供护理活动

为需要接受手术治疗的患者提供腹部及阴道手术患者的护理活动；将手术切除标本及时送交进行常规病理学检查，癌组织还需要进行雌、孕激素受体检测，以作为术后进行辅助治疗的依据。患者术后6～7d阴道残端羊肠线吸收或感染时可致残端出血，需严密观察并记录出向、情况；此期间患者应减少活动。

2.使患者了解作用机制

使患者了解孕激素治疗的作用机制可能是直接作用于癌细胞并与孕激素受体结合形成复合物进入细胞核，延缓 DNA复制和RNA转录过程，从而抑制癌细胞的生长。常用各种人工合成的孕激素制剂有醋酸甲羟孕酮、己酸孕酮等。孕激素以高效、大剂量、长期应用为宜，应用12周以上方能评定疗效，患者需要具备配合治疗的耐心和信心。用药的不良反应为水钠滞留、药物性肝炎等，但停药后即好转。

3.注意观察孕激素药物的不良反应

他莫昔芬（TMX）与雌激素竞争受体，抑制雌激素对内膜的增生作用，并可提高孕激素受体水平，大剂量可抑制癌细胞有丝分裂。用药后的不良反应有潮热、急躁等类似围绝经期综合征的表现；轻度的白细胞、血小板计数下降等骨髓抑制表现；还可有头晕、恶心、呕吐、不规则少量阴道出血、闭经等。需要注意的是，TMX既有抗雌激素作用（乳腺组织）又有微弱的雌激素作用（子宫内膜组织及骨骼）。学者们认为，TMX联合孕激素对于治疗子宫内膜癌有效，但不主张单独使用。

4.为手术创造条件

使接受放疗的患者理解术前放疗可缩小病灶为手术创造条件；术后放疗是子宫内膜癌患者最主要的术后辅助治疗方法，可以降低局部复发，提高生存率，取得患者配合。接受盆腔内放疗者，事先灌肠并留置导尿管，以保持直肠、膀胱空虚状态，避免放射性损伤。腔内置入放射源期间，保证患者绝对卧床，但应进行床上肢体运动，以免出现因长期卧床而出现的并发症。取出放射源后，鼓励患者渐进性下床活动并承担生活自理项目。

（四）出院指导

患者出院后应定期随访，及时发现异常情况，确定处理方案；同时建议恢复性生活的时间及体力活动的程度。随访时间为：术后3年内每3个月1次，3～5年每6个月1次，5年后每年1次。随访内容包括详细病史（包括新的症状）、盆腔检查、阴道细胞学检查、胸部X线检查、血清CA125检测等，必要时可做CT及MRI检查。子宫根治术后、服药或放射治疗后，患者可能出现阴道分泌物减少、性交痛等症状，需要为患者提供咨询指导，例如指导患者局部使用水溶性润滑剂等以增进性生活舒适度。

第八章

血液科疾病护理

第一节 急性白血病

急性白血病（AL）是造血系统的恶性疾病，俗称"血癌"。AL是造血干细胞的恶性克隆性疾病，增殖的白血病细胞因失控、分化障碍、凋亡受阻而停止在细胞发育不同阶段，主要特点是骨髓中异常的原始细胞及幼稚细胞（白血病细胞）大量增殖（>30%），并抑制正常造血功能，广泛浸润肝、脾、淋巴结等各种脏器。表现为贫血、出血、感染和浸润等征象。白血病约占癌症总发病率的5%。急性白血病分为急性髓细胞白血病（AML）和急性淋巴细胞白血病（ALL），AML实际是一种中老年疾病；ALL最常见于儿童，以15岁以下儿童为主。

一、病因

人类白血病的病因与化学因素、物理因素、遗传因素、病毒感染等有关，导致骨髓中异常的原始细胞及幼稚细胞（白血病细胞）大量增殖并抑制正常造血，广泛浸润肝、脾、淋巴结等各种脏器。某些血液病如骨髓增生异常综合征（MDS）、淋巴瘤、多发性骨髓瘤、阵发性睡眠性血红蛋白尿症等，最终可能发展为白血病。

二、临床表现

急性白血病起病急缓不一。急者可表现为突然高热，类似感冒，也可表现为严重出血。起病缓慢者常表现为面色苍白、皮肤紫癜、月经过多或拔牙后出血不止而就诊时发现。

（1）正常骨髓造血功能受抑制表现：贫血、发热、感染、出血。

（2）白血病细胞增殖浸润表现：淋巴结、肝脾大，骨骼、关节、眼部粒细胞白血病形成的粒细胞肉瘤常累及骨膜，中枢神经系统白血病（CNSL）、急性淋巴细胞白血病常侵犯睾丸，特别是儿童。睾丸出现无痛性肿大，多为一侧性。

三、治疗

（一）紧急处理高白细胞血症

血白细胞>100×10^9/L，造成小血管血流淤滞及血管壁浸润，易发生局部血栓形成及出血，尤易损伤肺、脑，致急性呼吸衰竭或脑出血，常迅速死亡。治疗选用羟基脲，也可同时进行白细胞分离术。

（二）支持治疗

纠正贫血，预防及治疗感染，预防及控制出血，减轻化疗不良反应等措施。化疗后患者骨髓抑制，导致贫血、粒细胞缺乏、血小板减少等，易出现各种感染、贫血、出血、积极给予输成分血，使用抗细菌、抗病毒、抗真菌联合药物，皮下注射粒细胞集落刺激因子、促红细胞生成素、血小板生成素等。

（三）抗白血病治疗

1.第一阶段

诱导缓解治疗：体内白血病细胞降至10^9左右时，临床及血液学即达到完全缓解（CR）的标准，无临床症状，与白血病有关的体征消失，血常规正常，骨髓达正常增生程度，原始细胞比例<5%，至少持续4周。

2.第二阶段

缓解后治疗：完全缓解后体内至少残存$10^8 \sim 10^9$的白血病细胞，即使骨髓中原始细胞为0，也还有不少白血病细胞残存在体内，因此完全缓解后必须继续治疗，以防止复发。包括强化巩固、维持治疗和中枢神经系统白血病防治。

3.第三阶段

条件成熟后行造血干细胞移植。

四、护理

（一）护理评估

（1）病因：评估患者职业、化学物质接触史，如长期密切接触含苯有机溶剂、吸烟等；放射性物质接触史如射线、电离辐射等；遗传因素、病毒感染、其他血液病。

（2）评估贫血征象：如乏力、面色苍白，劳累后心悸、气短，下肢水肿等。

（3）评估有无鼻、牙龈、消化道、头面部、颅内、皮肤黏膜出血征象。

（4）评估有无发热，口腔、肛周、皮肤等感染征象。

（5）评估患者心理反应。

（6）评估化疗药物疗效及不良反应。

（7）体格检查：淋巴结和肝脾大、肢体长骨及关节疼痛、胸骨中下段压痛、睾丸无痛性肿大。

（8）辅助检查：血常规、骨髓象、血液生化等。

（二）护理要点及措施

1.预见性护理

（1）有出血倾向的患者。避免磕碰，用软毛刷刷牙，保持鼻腔湿润，禁止用手抠鼻腔，避免出血；观察生命体征及不适主诉，如头痛、耳鸣、牙龈出血、腹痛等，有无腹部压痛、皮肤黏膜出血等；观察出血倾向，一旦出血，即刻报告医生处理。

（2）潜在感染的患者。①保护性隔离：粒细胞及免疫功能低下者入住单人病房，避免交叉感染，有条件者置于超净单人病室、层流室或单人无菌层流床。保持空气新鲜，房间定期紫外线照射。限制探视，工作人员及探视者在接触患者之前应洗手、戴口罩。②注意个人卫生：保持口腔清洁，进食前后用温开水或呋喃西林液、苯扎氯铵溶液漱口。宜用软毛牙刷刷牙，以免损伤口腔黏膜引起出血和继发感染。黏膜真菌感染者可用制霉菌素漱口、氟康唑或依曲康唑涂搽患处。勤换衣裤，每日沐浴有利于排汗，减少发生毛囊炎和皮肤疖肿。保持排便通畅，便后温水或淡盐水清洁肛门，以防止肛周脓肿形成。有痔核的患者，便后用1：5 000高锰酸钾坐浴，女患者在月经期间，要特别注意外阴部清洁，防止阴道和泌尿道感染。③各种侵入性操作应严格实无菌技术原则，定时更换注射部位，各种管道或伤口敷料按规范要求定时更换，防止感染。

（3）有中枢神经系统浸润的患者。观察颅内压增高的表现，如意识、瞳孔、恶心、呕吐、肢体活动等、限制入量，必要时脱水治疗，警惕、预防脑疝的发生。

（4）心理护理。①患者入院后，常因紧张、恐惧心理，出现失眠、焦虑。护士应热情接待患者，主动介绍病区人员、规章制度、环境，帮助患者建立战胜疾病的信心。②提供安全、舒适的身心整体护理，鼓励、倾听患者倾诉，对各种疑虑及时给予答复。③给予患者及其家属健康教育，包括家庭自我护理知识。④对于敏感、心理承受力差的患者，注重实施保护性医疗措施。⑤对抑郁的患者注意看护，严防意外事件发生。

2.出血的护理

（1）鼻出血：鼻部冷敷、1∶1 000肾上腺素棉球填塞压迫止血，严重时用油纱条、膨胀明胶海绵条后鼻道填塞止血。

（2）牙龈出血：保持口腔卫生，饭后漱口或口腔护理，避免刷牙损伤黏膜，可用凝血酶棉球填塞止血。

（3）消化道出血：出现头晕、心悸、脉搏细速、出冷汗、血压下降时应及时抢救，给予止血和补充血容量。

（4）头面部出血：卧床休息，减少活动，遵医嘱对症治疗。

（5）颅内出血：平卧位，高流量吸氧，保持呼吸道通畅，遵医嘱应用止血药物及降低颅内压药物，头部可给予冰袋或冰帽，严密观察病情，及时、准确进行护理记录。

3.贫血的护理

限制患者活动，卧床休息，注意安全，补充足够营养，有心悸、气促的患者可给予氧气吸入，做好输血护理。

4.高热的护理

高热者在头部、颈部、两侧腋窝及腹股沟等处置冰袋降温或遵医嘱给予药物降温，采取降温措施半小时后测量体温。于晨起、睡前、饭后协助患者漱口或用湿棉球擦洗，保持口腔卫生，口唇干裂者涂润唇油保护，退热时应防止患者着凉，注意保持皮肤清洁，及时更换衣裤，保持床单位平整、清洁、干燥。

5.感染的护理

急性白血病患者免疫力低下，易发生感染。感染是导致死亡的重要原因，所以护士必须重视环境及患者的卫生，病房、墙壁、地面、床头柜等每日用消毒剂擦拭；观察感染的早期表现：每日检查口腔及咽喉部，有无牙龈肿胀、咽红、吞咽疼痛感，皮肤有无破损、红肿，外阴、肛周有无异常改变等，发现感染先兆及时处理。对并发感染者可针对病原选用2～3种有效抗生素口服、肌内注射或静脉滴注。

6.化疗护理

（1）进食清淡、易消化的饮食。

（2）少食多餐，进餐前后2h避开应用化疗药物。

（3）预防性使用止吐药。

（4）化疗时注意静脉保护，严格遵守用药的次序、时间、剂量，观察化疗药物疗效及不良反应。

7.浸润症状护理

（1）白血病细胞浸润眼部时注意有无复视或失明。

（2）观察有无牙龈增生、肿胀、局部皮肤隆起、变硬、皮下结节等口腔和皮肤浸润表现。

（3）观察有无白血病细胞浸润中枢神经系统症状，如头痛、头晕等。

（4）观察有无睾丸无痛性单侧肿大。

8.口腔溃疡护理

（1）避免食用冷、过热、硬、带骨刺、刺激性食物。

（2）进食后漱口，必要时做口腔护理。

9.饮食护理

（1）观察呕吐的程度，制订合理饮食。

（2）给予高营养饮食，补充机体消耗，提高对化疗的耐受性。

（3）进餐时提供安全、舒适、清洁的环境。

（三）健康教育

通过对患者实施有计划的、连续的身心整体护理，密切护患关系，关心和解决患者的健康问题，满足患者合理需要，使患者处于良好的身心状态，积极配合治疗。

（1）指导、教会出院患者自我护理，避免接触有害物质。

（2）鼓励患者积极与疾病做斗争，克服悲观绝望情绪、树立信心，配合治疗。

（3）告知患者坚持用药，定期强化治疗，巩固和维持疗效，定期复诊，病情变化时及时就诊。

（4）嘱患者加强营养，提高抵抗力。饮食合理搭配，摄入蛋白质及维生素含量高的食物，多吃新鲜蔬菜和水果，忌烟酒。

（5）化疗期间或化疗后应减少或避免探视，不到公共场所活动。

（6）讲解生活环境要求：地面清洁消毒、室内紫外线照射消毒，保持室内空气新鲜。

（7）讲解生活常识。①每日用生理盐水、苯扎氯铵溶液或呋喃西林溶液漱口，防止口腔感染。保持大小便通畅，注意肛周清洁，排便后用高锰酸钾溶液坐浴。②生活起居规律，避寒暑，劳逸结合，调情志，忌郁怒，保持心情舒畅，使机体处于良好状态，做到"正气存内，邪不可干"。另外，在工作中接触电离辐射及有毒化学物质（苯类及其衍生物）的工作人员，应加强防护措施，定期进行身体检查。禁止应用对骨髓细胞有损害的药物如氯霉素、乙双吗啉等。

第二节　淋巴瘤

淋巴瘤（lymphoma）即霍奇金病，是一种淋巴细胞和（或）组织细胞恶性增殖性疾病，是免疫系统的恶性肿瘤，多见于中、青年。淋巴瘤分为霍奇金淋巴瘤（Hodgkin lymphoma，HL）和非霍奇金淋巴瘤（non Hodgkin lymphoma，NHL）两大类。淋巴细胞是高等动物主要的免疫活性细胞。T细胞和B细胞分别在淋巴结的副皮质区和淋巴滤泡中经特定抗原刺激后，逐步转化为不同类型的淋巴瘤细胞。

一、病因

HL病因尚未明确。最初人们怀疑结核杆菌感染是HL的发病基础，因为此类患者结核感染率很高。以后，人们也发现了大量的流行病学证据支持其发病与感染有关；特别是病毒感染，约50%的患者有EB病毒感染。人类T细胞病毒感染，长期接触烷化剂、多环芳类、亚硝胺类、芳香胺类等化合物，接触放射性物质，器官移植应用免疫抑制剂或自身免疫性疾病，有报道HL发病危险性增高与扁桃体和甲状腺切除、木工职业及HL患者的家庭聚集有关。

二、临床表现

（一）霍奇金淋巴瘤

（1）全身症状：不明原因发热和（或）盗汗、皮肤瘙痒、酒精性疼痛。

（2）淋巴结肿大：无痛性、进行性浅表淋巴结和深部淋巴结肿大。

（3）肝脾大。

（4）淋巴结外器官侵犯。

（二）非霍奇金淋巴瘤

（1）全身症状：约25%患者有全身症状。

（2）淋巴结肿大。

（3）纵隔肿块压迫出现相应症状。

（4）肝脾受累。

（5）消化道出血、肠梗阻。

（6）吞咽困难。

（7）泌尿及神经系统受累也较常见。

三、治疗原则

（一）霍奇金淋巴瘤

Ⅰ期、ⅡA期以放疗为主，有纵隔肿块时化疗与放疗联合；ⅡB期一般采用全淋巴结放疗，也可行化疗；Ⅲ期放疗与化疗相结合；Ⅳ期单用化疗。

（二）非霍奇金淋巴瘤

1.分类

①低度恶性：Ⅰ期、Ⅱ期大多采用放疗，Ⅲ期、Ⅳ期大多采用化疗。②中度恶性：Ⅰ期单行放疗，Ⅱ期以上多采用以多柔比星为主的化疗。③高度恶性：多采用白血病治疗方案。

2.治疗

（1）放疗。①HL的放疗已取得显著疗效。照射除被累及的淋巴结及肿瘤组织外，还要包括附近可能侵及的淋巴结区域，如病变在膈上采用斗篷式、膈下倒"Y"式。斗篷式照射部位包括两侧从乳突端至锁骨上下、腋下、肺门、纵隔以至膈下淋巴结；倒"Y"式照射包括从膈下淋巴结至腹主动脉旁、盆腔及腹股沟的淋巴结，同时照射脾区。剂量为30~40Gy，3~4周为1个疗程。全淋巴结照射即膈上为斗篷并加照膈下倒"Y"式。②NHL对放疗也敏感但复发率高，由于其蔓延途径不是沿淋巴区，所以斗篷和倒"Y"式大面积不规则照射野的重要性远较HL为差。治疗剂量要大于HL。目前仅低度恶性组临床Ⅰ期、Ⅱ期及中度恶性组病理分期Ⅰ期，可单独应用扩大野照射或单用累及野局部照射。放疗后是否再用化疗，意见尚不统一。Ⅲ期及Ⅳ期多采用化疗为主，必要时局部放疗，为姑息治疗。

（2）化疗。大多数采用联合化疗，争取首次治疗即获得完全缓解，为长期无病存活创造有利条件。①霍奇金淋巴瘤常用MOPP（氮芥、长春新碱、甲基苄肼、泼尼松）、COPP（环磷酰胺、长春新碱、甲基苄肼、泼尼松）等方案，每4周为1个周期，共计6～8个周期。②非霍杰金淋巴瘤化疗疗效决定于病理组织类型，而临床分期的重要性不如HL，按病理学分类的恶性程度，分别选择联合化疗方案，常用的有R-COP（美罗华、环磷酰胺、长春新碱、泼尼松）、R-CHOP（美罗华、环磷酰胺、多柔比星、长春新碱、泼尼松）等方案。每3～4周为1个周期，4～8个周期。

（3）干细胞移植。对60岁以下患者，能耐受大剂量放化疗者可考虑全淋巴结放疗及大剂量联合化疗，结合异基因或自体干细胞移植，以期取得较长期缓解和无病存活期。

（4）手术治疗。仅限于活组织检查；并发脾功亢进者则有切脾指征，以提高血常规，为以后化疗创造有利条件。

（5）干扰素。有生长调节及抗增殖效应，对蕈样肉芽肿、滤泡性小裂细胞为主及弥散性大细胞型有部分缓解作用，应用方法和确切疗效尚在实践探索中。

四、护理

（一）护理评估

（1）病因：有无病毒感染史、职业、有无烷化剂及放射性物质接触史。

（2）临床表现：发热、盗汗、食欲缺乏、体重下降、皮肤瘙痒、酒精性疼痛。

（3）查体：全身浅表淋巴结有无肿大、肝脾有无肿大等。

（4）其他：评估各辅助检查结果及放、化疗作用与不良反应。

（二）护理要点及措施

1.急症护理

密切观察生命体征及病情变化。肿瘤压迫气管，可出现呼吸困难、发绀，遵医嘱及时应用激素等药物，迅速采取合适的体位、吸氧，必要时行气管插管以消除呼吸困难。发生消化道大出血时，保持呼吸道通畅，防止误吸，立即建立静脉通道、交叉配血、采集血标本、补充血容量等，按大出血进行护理。发生肠梗阻时，给予禁食、水，行胃肠减压，观察排气、排便次数，静脉给予营养支持治疗。

2.发热护理

长期不明原因发热者，反复使用退热药物，体温波动大，出汗多，体力消耗大。护士应密切监测体温变化，及时给予对症处理，不使用对血细胞有杀伤作用的药物。同时协助患者多饮水，必要时给予静脉补液，以增加药物效果。行物理降温时不用力搓擦患者皮肤，以防因血小板低出现皮肤出血点。鼓励进食高热量、高维生素、易消化饮食，增加能量。及时更换干燥、清洁的衣被，防止受凉感冒。

3.化疗护理

（1）化疗前护理。①心理护理：深入了解患者心理，帮助其解决生活和生理问题，做好化疗前解释工作，讲解化疗的重要性、疗效、化疗方案、不良反应、应对措施，减少患者紧张情绪，使其树立战胜疾病的信心，主动配合治疗。②饮食护理：进食提高免疫力的食物，如西红柿、胡萝卜、香菇、木耳等各种新鲜蔬菜及水果。

（2）化疗期间护理。①饮食护理：化疗药物可导致恶心、呕吐、便秘等胃肠道反应，饮食宜少量多餐，可给予高热量、高蛋白质、易消化食物，多食新鲜蔬菜及水果，以补充维生素，避免浓厚的调味品及煎炸、油腻的食品。避免同时摄食冷、热食物、易导致呕吐；合理安排进食时间，最佳时机为化疗药物使用前2h，避开化疗药物发挥作用的时间，减少胃肠道反应。②全身毒性反应护理：对于消化道反应，化疗前预防性地使用止吐药或镇静药；家属要有意识地在化疗药物注射时与患者多交谈，分散注意力；严重恶心呕吐者，做好记录，提醒医生给予补液和注意电解质紊乱；对腹痛、腹泻者，应食含钠、钾高的食物，如香蕉、去脂肉汤，少食产气食物。③预防感染：在化疗期间要注意血常规变化，减少探视，勤通风，有条件者住单间或者隔离病房；勤漱口、加强坐浴，注意口腔、肛门及会阴部清洁，密切观察变化，及时发现感染征象，遵医嘱给予抗感染药物。④合理使用血管：从远端至近端，从小静脉至大静脉，每日更换注射部位，刺激强的化疗药物外渗或外漏可引起皮肤红肿或溃烂，应及时给予封闭等处理。长期化疗者，可留置中心静脉导管（PICC）。⑤预防变态反应：某些化疗药物可引起变态反应，如博来霉素、平阳霉素，可引起寒战、高热，甚至休克。美罗华可引起过敏反应，使用时速度宜缓慢，严密监测生命体征，及时处理。

（3）化疗后护理。①脱发：应用化疗药物导致脱发的机制在于毛囊细胞死亡不能更新而发生萎缩。脱发常发生在用药后1～2周，2个月内最明显。向患者说明脱发是一种暂时现象，化疗停止后头发会自行长出。一旦发生脱发，注意头部防晒，避免用刺激性洗发液，同时建议女患者戴假发或帽子，以消除不良心理刺激。②口腔溃疡护理：进食温凉流质食物、行紫外线照射、喷涂表皮生长因子、每日行口腔护理后可给予口腔溃疡膜保护创面。③保护性护理：化疗药物可引起骨髓抑制，白细胞低下时，采取保护性隔离，让患者戴口罩，勤换衣服，紫外线消毒病房，用消毒液定期擦拭桌子、地板。血小板减少者，防止外伤，注射后针眼压迫时间延长，防止出血。④防止化疗药物不良反应：应用对肾有损害的化疗药时，嘱患者多饮水，促进毒素排泄。有心肌损害者，在静脉推药时要缓慢。对有神经、皮肤反应及应用激素引起的症状，应向患者及其解释清楚，告知其为暂时现象，停药后可自行消失。

4.放疗护理

（1）放疗前护理。放疗前首先应做好患者的思想工作，使其对放疗有所了解，避免紧张、恐惧情绪；其次改善全身状况，注意营养调配；改善局部情况，避免局部感染，如鼻咽部放疗的患者最好做鼻咽部冲洗，食管癌患者放疗时避免吃坚硬、刺激的食物。

（2）放疗期间护理。患者在放疗中常出现疼痛、出血、感染、头晕、食欲减退等症状，应及时对症处理。尽量保护不必照射的部位，同时给予镇静药、B族维生素药物。充分摄入水分，从而达到减轻全身反应及避免局部放射损伤的目的。放疗过程中，注意观察血常规变化，如白细胞低于3.0×10^9g/L、血小板低于8.0×10^9/L，应及时查找原因，行胃部淋巴瘤照射可引起胃出血的危险，护士应观察有无内出血的先兆。

（3）放疗后护理。照射后局部皮肤要保持清洁，避免物理和化学刺激。患者内衣应柔软，衣领不要过硬。照射后的器官，因放射性损伤，抵抗力下降，易继发感染，要根据不同放疗部位加以保护。食管放疗后应进细软食物，直肠放疗后应避免大便干燥。对照射过的原发肿瘤部位不可轻易进行活检，否则可造成经久不愈的创面。

（4）放疗反应护理。①皮肤反应护理：皮肤经放射线照射后，可产生不同程度的皮肤反应，如红斑、干性脱皮及湿性脱皮。红斑一般可自然消退。干性皮炎也可不用药物，严密观察或应用滑石粉、痱子粉、炉甘石洗剂以收敛或止痒。对湿性皮炎应采取暴露方法，避免并发感染，可用抗生素油膏、冰片、蛋清等外涂。②黏反应护理：口腔可用盐水漱口复方硼砂溶液、呋喃西林溶液漱口。对放射性鼻炎可用鱼肝油滴鼻。对放射性喉炎可用蒸汽吸入，必要时于溶液中加抗生素。对放射性眼炎可用氯霉素眼药水。对放射性直肠炎，可用泼尼松、甘油等混合物保留灌肠。

5.造血干细胞移植前护理

（1）保护血管：静脉采血避开肘部流速快的大血管，以便分血时使用。

（2）心理护理：移植仓为独立无菌单间，住院时间长，家属不能陪伴，患者有孤独感和恐惧感，移植前与患者一起参观并介绍移植环境，做好充分的心理准备。入层流室后，向患者介绍住院环境，认识病友，消除陌生感。

（3）协助医师完成移植前的全身查体工作。

（三）健康教育

1.宣传疾病知识

淋巴瘤可能与病毒感染、免疫缺陷、环境因素等有关，主要症状是无痛性淋巴结肿大、发热、盗汗、体重下降等，教会患者学会自我监测淋巴结的方法。注意肿大淋巴结消长情况，定时监测体温，注意有无腹痛、腹泻、黑便等胃肠道症状，有无皮肤肿胀、结节、浸润、红斑及瘙痒等皮肤表现，有无咳嗽、咯血、气促等呼吸道症状，如出现上述症状应及时告知医务人员或及时复诊。

2.加强心理指导

动员亲友及社会支持力量给予情感和经济支持，解除患者压力，稳定情绪。

3.给予饮食指导

为下次化疗做充分准备，在化间歇期宜进高蛋白质、高热量、富含维生素、易消化食物，如牛奶、鸡蛋、瘦肉、各种水果及新鲜蔬菜，禁食生冷、油腻、煎炸、刺激胃肠道的饮食，鼓励患者多食蔬菜、水果，保持排便通畅。

4.休息与活动指导

恶性淋巴瘤若无累及呼吸、循环系统，患者可适度活动，避免劳累。化疗期间多休息，化疗后5～14d为骨髓抑制期，应减少外出，避免交叉感染，发热患者及时就诊。

5.出院指导

强调出院后1～2周监测1次血常规，白细胞低于4×10^9/L时，遵医嘱给予升高白细胞药物治疗，按计划来院复诊治疗。

第三节 多发性骨髓瘤

多发性骨髓瘤（multiple myeloma，MM）是骨髓内浆细胞克隆性增生的恶性肿瘤。近年来发病率有逐渐增高趋势，常见中老年人，发病年龄以40～70岁为主，发病率随年龄增长而增高。MM约占全部恶性肿瘤的1%，约占造血系统恶性肿瘤的10%。

一、常见病因

目前病因尚不明确，可能与遗传因素、物理因素、化学因素、病毒、细胞因子因素有关。

二、临床表现

（一）全身表现

自发性骨折、骨痛，肝、脾、淋巴结及肾脏等受累器官肿大，肺炎和尿路感染，甚至败血症，头晕、眼花，可突然发生意识障碍、手指麻木、冠状动脉供血不足及慢性心力衰竭，鼻出血、牙龈出血、皮肤紫癜，蛋白尿、管型尿，甚至肾衰竭，致死率仅次于感染。

（二）骨髓瘤细胞浸润与破坏

所引起的临床表现有骨骼破坏、髓外浸润。

（三）血浆蛋白异常引起的临床表现

感染、高黏滞综合征、出血倾向、淀粉样变性和雷诺现象。

（四）肾功能损害

临床表现有蛋白尿、管型尿，甚至急性肾衰竭，是仅次于感染的致死病因。

三、辅助检查

（一）体格检查、实验室检查

红细胞有钱串形成、红细胞沉降率显著增快、血清球蛋白增加。约90%的患者有不易解释的蛋白尿，尿中凝溶蛋白阳性以及血清蛋白或尿蛋白电泳显示M成分。

（二）骨髓象

骨髓穿刺发现浆细胞异常增生，比例＞15%为主要诊断依据。

四、治疗原则

（一）化疗

化疗是主要治疗手段。迄今为止MM还不能被根治，适当的化疗可延长生存期。临床常用的药物有美法仑、环磷酰胺、卡氮芥、长春新碱、甲基苄肼、多柔比星，其中应用最多是美法仑加泼尼松，其有效率为50%，一般生命期24～30个月，80%患者在5年内死亡。

（二）联合化学疗法

20世纪80年代起应用多药联合化疗治疗本病，应用较多的联合化疗方案有M2方案（卡氮芥、环磷酰胺、美法仑、泼尼松、长春新碱）等。

（三）放疗

适用于不宜手术切除的孤立性骨浆细胞和髓外浆细胞瘤，可减轻局部剧烈骨痛，使肿块消失。

（四）手术治疗

当椎体发生溶骨性病变时，轻微承重或活动就可能发生压缩性骨折导致截瘫，可以预防性进行病椎切除、人工椎体置换固定术。

（五）对症治疗

镇痛，控制感染；高钙血症及高尿酸血症者应增加补液量，多饮水，保持每日尿量>2 000mL，促进钙与尿酸的排出。

（六）造血干细胞移植

本病化疗疗效显著，但不能达到治愈，骨髓移植配合超剂量化疗和放疗用于根治本病。

五、护理

（一）护理评估

1.病因

可能与遗传因素、化学因素、电离辐射、某些病毒、慢性抗原刺激、免疫功能较差有关。

2.临床表现

骨骼症状、免疫力下降、贫血、高钙血症、肾功能损害、高黏滞综合征、淀粉样变性。

（二）护理要点及措施

1.预见性护理

（1）评估病史资料。①病因：评估是否有遗传倾向、病毒感染、炎症和慢性抗原的刺激等。②临床表现：有无骨痛、病理性骨折、感染、出血倾向等，有无肝大、脾大、淋巴结肿大等。③评估全身情况和精神情感认知状况。

（2）判断危险因素。①有骨折的危险。②有感染的危险。③有意外事件发生的危险。

（3）提出预见性护理措施。①对有潜在性骨折者加强健康知识教育，避免诱因。嘱患者卧床休息，限制活动，睡硬板床，忌用弹性床。②严密观察生命体征、病情，预防出血、感染等并发症。化疗过程中注意观察呕吐物的颜色及量。③加强心理护理：体贴、关心患者，使患者配合治疗，对抑郁患者严防意外事件发生。

2.专科护理

（1）围化疗期护理。

化疗前护理：用药前向患者说明所用药物的不良反应，使其对化疗不良反应有一定的思想准备。

化疗中护理：具体如下。①用药过程中密切观察有无恶心、呕吐、食欲减退等胃肠道反应，并积极采取措施、力争减轻或消除症状。可遵医嘱给予镇吐药，提供清淡、易消化饮食，避免过甜、油腻及刺激性食物。指导患者细嚼慢咽、少食多餐，治疗前后2h内避免进餐，进餐前指导患者做深呼吸及吞咽动作，进食后取坐位或平卧位。②静脉滴注多柔比星等药物时，监测心率、心律，患者主诉胸闷、心悸时，应做心电图并及时通知医生。静脉滴注CTX时，注意观察尿色、尿量。此药易引起出血性膀胱炎，应口服碳酸氢钠或按时滴注美司钠注射液，如发现尿量少、尿色较重，应及时通知医生。③化疗期间应鼓励患者多饮水，保证每日尿量1 500mL以上，并服碳酸氢钠碱化尿液，加快尿酸排泄。④保护静脉，有计划地由四肢远端向近端依次选择合适的小静脉进行穿刺，左右手交替使用，防止药液外渗；静脉穿刺后先注射生理盐水，确定针头在血管内后再给予化疗药物，根据药物输注要求调整静脉滴注速度，以减轻对血管壁的刺激。化疗药静脉滴注完毕再用生理盐水或葡萄糖注射液冲洗，然后拔针，并压迫针眼数分钟，以避免药物外渗损伤皮下组织。一旦发生药物外渗，立即回抽血液或药液，然后拔针更换穿刺部位，外渗局部用0.5%普鲁卡因2mL和玻璃脂酸酶3 000U封闭或立即冷敷，并用如意金黄散加茶水或香油调匀外敷。

化疗后护理：严密监测血常规变化，监测有无骨髓抑制发生，及时与医生联系协助处理；消除患者对脱发的顾虑，告知患者脱发是由化疗药物引起，停药后头发可再生，在脱发期间佩戴假发、头巾或修饰帽，以保持自身形象完整。

（2）骨折急救护理。MM的X线检查典型的表现为弥散性骨质疏松，骨质破坏部位可发生病理性骨折。突发的剧烈疼痛常提示有病理性骨折，多见下胸椎及上腰椎压缩性骨折或肋骨的自发性骨折，按骨折的一般原则处理。

以石膏行外固定的患者，应密切观察其伤肢的血液循环情况，如肢端皮肤发青发紫，局部发冷、肿胀、麻木或疼痛，表明血循环障碍，应及时就医做必要的处理；经石膏固定后的肢体宜抬高，下肢可用枕头、被子等垫起，上肢用三角巾悬吊，可促进血液回流，减轻肿胀，避免石膏被水、尿液污染而软化。行小夹板固定者，注意不可自行随意移动小夹板位置，上肢可用三角巾托起，悬吊于胸前；下肢在搬运时应充分支托，保护局部固定不动。骨折后肢体肿胀3～7d达高峰，此后渐消，宜将伤肢适当垫高，最好高于心脏水平，以利于血液回流。因夹板捆扎，肿胀可加重，应密切观察伤肢血液循环状况，如患肢手指或足趾出现皮肤青紫、温度变低、感觉异常时应立即解开带子，放松夹板并速到医院就诊，在医生指导下调整布带的松紧度。

尽早开始功能锻炼：防止肢体肌肉萎缩、关节强直、粘连、骨质疏松等。锻炼时动作宜慢，活动范围由小到大，不可急于求成。进行功能锻炼的方法和步骤应在康复科医生指导下进行。患者进行功能锻炼时常因疼痛而不配合，应鼓励患者克服恐惧心理，坚持锻炼，方能早日恢复。

预防并发症：下肢骨折患者常需长期卧床易引起各种并发症，应经常协助其坐起、即背、以防坠积性肺炎；鼓励患者多饮水以预防泌尿系感染；用温水擦背，加强皮肤护理，以防压疮发生。

（3）放疗护理。在放疗中，放射线对人体正常组织也产生一定影响，造成局部或全身的放射反应与损伤。放疗期间和放疗后应给患者流食、半流食，饮食中宜增加一些滋阴生津的甘凉之品，如藕汁、梨汁、甘蔗汁、荸荠、枇杷、猕猴桃等。对于身体状况较差的患者给予静脉高营养，以补充体内消耗。另外，注意观察照射后皮肤情况。

3.专科特色护理

（1）化疗前心理护理。加强与患者沟通，耐心细致地解释病情及预后情况，向患者提供病情好转的信息及其他所关心的问题，以消除其不良情绪；指导患者进行自我调节、放松心情、转移注意力等；了解患者爱好，尽可能给予满足，如向患者提供书报、杂志、听音乐、看电视等。观察其情绪反应，出现情绪波动时，及时协助调整，赞扬患者曾做出的努力，鼓励患者树立信心，提供安静、舒适的休养环境，尽量减轻对患者的不良刺激。

（2）化疗后感染的预防。①向患者介绍感染的危险因素及防护措施，以减轻感染带来的身心损害。根据室内外温度变化及时调整衣着，预防呼吸道感染。②鼓励患者进食高蛋白、高热量、富含维生素的食物，以全面补充营养，增强机体免疫力。食物要清洁、新鲜、易消化。③保持病室清洁，空气新鲜，温度适宜；定期进行空气消毒，用消毒液擦拭头柜、地面，限制探视，以防交叉感染，若白细胞少于1×10^9/L、中性粒细胞少于0.5×10^9/L时，应实行保护性隔离。④餐前、餐后、睡前、晨起用1：5 000呋南西林液、苯扎氯铵溶液漱口。防真菌感染可用碳酸氢钠液和1：10 000制霉菌素液漱口；防病毒感染可用硫酸锌口服溶液漱口；排便后用1：2 000氯己定液坐浴。女性患者每日清洗会阴部2次。定期洗澡换衣，以保持个人卫生，预防感染。

（3）化疗后出血的预防。①让患者保持安静，消除其紧张、恐惧情绪。②嘱其少活动、多休息，活动时防止受伤，严重出血时卧床休息。③给予高蛋白、高热量、富含维生素的少渣软食，保证营养供给，防止口腔黏膜擦伤。④剪短指甲，避免搔抓，用温水擦洗皮肤，保持皮肤完整；用软毛牙刷刷牙，不用牙签剔牙，以防牙龈损伤；忌挖鼻孔，用鱼肝油滴鼻液滴鼻每日3～4次，以防鼻出血。当发生牙龈出血时用肾上腺素棉球或明胶海绵贴敷牙龈或局部涂抹云南白药；发生鼻腔出血时用干棉球或1：1 000肾上腺素棉球填塞鼻腔压迫止血或前额部冷敷；若出血不止用油纱条进行后鼻孔填塞。⑤药物一般口服，必须注射时操作应轻柔，不扎止血带，不拍打静脉，不挤压皮肤，拔针后立即用干棉球按压局部防止皮下出血。⑥血小板计数在20×10^9/L以下者，应高度警惕颅内出血。一旦发生颅内出血征兆应立即将患者置平卧位，头偏向一侧；头部置冰袋或戴冰帽，给予高流量吸氧；迅速建立静脉通路，按医嘱给脱水药、止血药或浓缩血小板；密切观察意识状态、瞳孔大小等，做好记录，并随时与医生联系。

（4）化疗时并发高钙血症护理。广泛溶骨性病变导致血钙和尿钙增高，可表现为精神症状，烦躁、易怒、多尿、便秘。出现高钙血症应保持每日摄水量3L以上，避免脱水，肾功能正常而血磷不增高者可给予磷酸盐口服或灌肠。

（三）健康教育

（1）向患者及其家属讲解疾病的基本知识、预后与M蛋白总量、临床分期、免疫分型，溶骨程度、贫血水平及肾功能损害程度有关。鼓励患者正视疾病，坚持治疗。

（2）告知缓解期应保持心情舒畅，适当活动，避免外伤。

（3）嘱其睡硬板床，避免长时间站立、久坐或固定一个姿势，防止负重、发生变形。

（4）告知饮食注意事项进食高热量、高营养、低蛋白、易消化食物，多饮水。

（5）强调定期复诊、按时服药。若出现发热、骨痛等症状，及时就诊。

（6）指导患者采用精神放松法、疼痛转移法、局部热敷等方法，以缓解疼痛及精神紧张，增加舒适感。

（7）保持良好的个人卫生习惯，制订合理的活动计划。

参考文献

［1］杨庆菊.现代临床护理思维［M］.北京：科学技术文献出版社，2020.

［2］张晓艳.临床护理技术与实践［M］.成都：四川科学技术出版社，2022.

［3］覃静霞.现代临床护理新进展［M］.长春：吉林科学技术出版社，2019.

［4］姜鑫.现代临床常见疾病诊疗与护理［M］.北京：中国纺织出版社有限公司，2021.

［5］刘新静，刘红燕，程玲.临床护理健康教育［M］.厦门：厦门大学出版社，2020.

［6］杨杰.现代临床专科护理新进展［M］.开封：河南大学出版社，2020.

［7］陈洪芳.现代常见疾病护理基础与临床实践［M］.长春：吉林科学技术出版社，2020.

［8］张鸿敏.现代临床护理实践［M］.长春：吉林科学技术出版社，2019.

［9］刘玉春，牛晓琳，何兴莉.临床护理技术及管理［M］.北京：华龄出版社，2020.

［10］屈庆兰.临床常见疾病护理与现代护理管理［M］.北京：中国纺织出版社有限公司，2020.

［11］张铁晶.现代临床护理常规［M］.汕头：汕头大学出版社，2019.

［12］韩美.现代临床消化病护理思维与实践［M］.昆明：云南科学技术出版社，2020.

［13］窦超.临床护理规范与护理管理［M］.北京：科学技术文献出版社，2020.

［14］王金红.现代临床护理思维［M］.北京：科学技术文献出版社，2019.

［15］王虹.实用临床护理指南［M］.天津：天津科学技术出版社，2020.